기후와 날씨,
건강
토크 토크

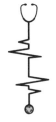

기후와 날씨, 건강 토크토크

반기석 · 반기성
공저

프리스마

우리 형제를 너무나 사랑해주신
어머님의 영전에 이 책을 바칩니다.

책을 열면서

"아무것도 만지지 마라! 누구도 만나지 마라!" 2011년 개봉되었던 영화 〈컨테이전Contagion〉의 광고 카피다. 공기 중에 노출되어 감염되면 하루 만에 죽는 살인적인 바이러스가 세계를 강타한다. 주인공은 변종 조류바이러스다. 2012년 개봉된 한국 영화 〈연가시〉는 변종 연가시가 주인공이다. 사마귀나 여치 등 곤충에게 기생하는 연가시는 숙주인 곤충의 뇌를 조종해 물속에 뛰어들어 자살하게 만든다. 두 영화의 공통점은 기후변화와 환경파괴로 변종 바이러스가 만들어진다는 것이다. 그리고 인류에 치명적인 죽음을 가져온다는 것이다. 그런데 현재 기후변화와 환경파괴는 지구온난화로 인해 더욱 빠르게 진행되고 있다.

2014년 10월 유엔 정부간기후변화위원회IPCC의 5차 최종 평가보고서가 발표되었다. 6년 전 4차 보고서보다 훨씬 더 비관적이다. 지구 평균기온 상승 전망치는 4.6℃이다. 해수면 상승 전망치는 최대 23센티미터 높다. 2013년 12월 기상청은 '한반도 미래기후변화 전망 보고서'를 발표했다. 기상청은 우리나라 기후가 세계 평균보다 더 심하게 변화할 것으로 전망하고 있다. IPCC가 발표한 세계 평균기온 상승 전망치는

4.6℃인 데 비해 기상청이 발표한 우리나라의 평균기온 상승 전망치는 5.7℃다. 실제 우리나라는 세계 평균보다 기온 상승은 1.5배, 해수면 상승도 2배 이상 빨리 진행되고 있다. 폭염일수가 지금보다 4배 이상 증가할 것이란다.

기후변화는 심각한 기상재앙을 만들어낸다. 최근 세계적으로 발생한 기상재앙을 살펴보자. 2011년에는 아이티 대지진과 일본 동북부 지방의 대지진과 쓰나미가 있었다. 2012년에는 호주와 인도의 대가뭄이 극심했다. 2013년 최악의 토네이도가 미국을 강타했다. 그해 여름에는 중국과 일본, 한국에 기록적인 폭염이 휩쓸었다. 최고의 재앙은 2013년 11월 역사상 가장 강력한 태풍 하이옌이 필리핀을 강타한 것이다. 2013년 12월부터 2014년 2월까지 미국 연방정부를 다섯 번이나 셧다운시킨 혹한과 폭설도 빼놓을 수 없다. 영국과 유럽의 경제를 그늘지게 만든 2014년 초의 기록적인 폭풍과 홍수 등도 있었다. 2015년의 중국과 러시아의 폭염, 미국의 허리케인 재앙, 2016년의 세계적인 폭염도 큰 재앙이었다. 세계기상기구WMO는 2017년 2월에 2016년이 지구관측 사상 가장 기온이 높은 해라고 발표했다. 이런 재앙이 발생한 가장 큰 원인은 지구온난화로 인한 기후변화다. 여기에 엘니뇨El Niño와 라니냐La Nina의 발생이 시너지 효과를 가져왔다.

미국의 고든 마이클 스캘리온Gordon Michael Scallion은 '악성 바이러스로 인한 지구재앙설'을 주장한다. 지구온난화로 인해 악성 바이러스 특유의 번식 환경이 조성된다는 거다. 그러면 보통의 바이러스와 다른 구조를 가진 변종들이 생길 가능성이 그 어느 때보다 높아진다고 한다. 그의 최악의 시나리오에는 바이러스의 범유행pandemic이 가져올 전 지구적인 대몰살이 포함되어 있다. 세계보건기구는 평균기온이 1℃ 올라갈 때마다 전염병이 4.7% 늘어난다고 경고한다. 지카바이러스Zika virus나 야생진드기바이러스, 웨스트나일바이러스West Nile virus는 기온이 높아지는 여름이 다가오면 더 창궐한다.

바이러스가 무서운 것은 변종이 발생한다는 것이다. 치료약이 개발되기 전에 발생하면 엄청난 희생자를 가져온다. 1918년의 스페인독감으로 5,000만 명이 죽었다. 1957년과 1968년에 발생한 아시아독감으로 180만 명이 사망했다. 2009년 30만 명의 사망자를 가져온 신종플루도 있다. 전부 변종 바이러스로 인한 재앙이라는 공통점이 있다. 말라리아와 뎅기열dengue fever로 목숨을 잃는 사람도 한 해 50만 명에 이른다. 미래에는 모기바이러스의 변종은 더 치명적일 것으로 보인다. 최근에는 전 세계적으로 독특한 변종 바이러스가 판을 치고 있다. 사우디아라비아와 유럽에서는 신종 코로나바이러스HCoV-EMC로 수백 명이 사망했다. 치사율이 70%로 사스SARS(11%)보다 6배나 높다. 미국 등에서는 2014년에도 웨스트나일바이러스West Nile virus가 창궐했다. 우리나라도 예외는 아니다. 듣도 보도 못했던 야생(살인)진드기가 전국을 공포 신드롬에 빠뜨렸다. 인체에 치명적인 중증열성혈소판감소증후군SFTS 바이러스를 갖고 있어 '진드기 공포'라고도 불린다. 백신이 개발되지 않은 상태라 두려움을 더했다. 2015년에는 메르스바이러스MERS-CoV가 우리나라를 강타했다. 38명이 사망하고 재산피해가 무려 14조 원이나 되었다. 2016년 리우올림픽을 전후해서 남미와 동남아 지역에서 발생한 지카바이러스Zika virus는 임신부들에게 큰 공포를 안겨주었다. 2016년 11월부터 조류독감AI 바이러스가 유행하면서 2017년 3월 26일 기준으로 3,718만 마리의 가금류가 살처분되었다. 계란파동과 닭고기파동을 불러오면서 경제적으로 최악의 피해를 입었다.

미래 기후변화에서 폭염 등을 불러일으키는 기온 상승은 가장 큰 재앙이 될 것이다. 기온 상승은 전 세계적인 식량감산, 전염병 증가, 심각한 대기오염을 가져온다. 의학 전문가들은 이러한 것이 인류의 건강에 크게 영향을 미칠 것으로 예측한다. 태풍이나 집중호우가 강해지고 빈도가 늘어나고 있다. 이럴 경우 곤충이나 설치류의 변화로 인해 전염병이 발생할 가능성이 높아진다. 여기에 더해 갈수록 심각해지는 물 부족과 오염은 수인성 전염병을 증가시킬 것이다.

그렇다면 우리나라는 기후변화에 따라 전염병이 어떤 형태로 발생할까? 열대성 질환이 유행하고 사람들의 면역력이 떨어지면서 전염병이 창궐할 것이다. 그리고 수많은 변종 바이러스가 맹위를 떨칠 것이다. 기존 감염성 질병도 극성을 부릴 것이고, 사라졌던 전염병이 다시 나타날 것이다. 2016년에 세계보건기구WHO는 최근 20년간 30여 종의 신종 바이러스가 창궐했다고 밝혔다. 식품 매개 질병과 인수人獸공통전염병 등 이상기후 관련 질병이 증가하고 있다고 한다. 미국 버클리 대학 연구팀은 "지구 기온이 2℃ 오르면 개인 범죄는 15%, 집단 갈등은 50% 이상 증가한다"고 발표했다. 기후변화가 정신건강에 영향을 준다는 말이다. "기상재해에 노출된 사람의 20%는 정신적 혼란과 외상 후 스트레스 장애를 겪고 가뭄과 폭염은 자살 또는 자해 확률을 8% 높인다"는 기후연구소CI 발표도 있다.

이 책에서는 먼저 인류에 영향을 끼쳤던 전염병을 이야기할 것이다. 그리고 미래의 기후변화가 어떤 전염병을 가져올 것인가를 다루겠다.

제1부는 기후와 날씨가 바꾼 세계의 문명과 역사에 관한 이야기다. 고대 문명부터 중세에 이르기까지 전염병이 문명과 역사를 바꾼 사례를 살펴보았다. 가장 많은 문명을 멸망시킨 천연두부터 시작한다. 타이노^{Taino} 문명, 아즈텍^{Aztec}과 잉카^{Inca} 문명을 무너뜨리고 태평양 제도의 많은 문명을 멸망시킨 전염병이 천연두다. 두 번째로 가장 많은 사람을 죽인 전염병인 페스트가 있다. 그리스와 로마 문명을 뒤흔들고, 켈트^{Celts} 문명을 붕괴시켰다. 14세기에 전 세계를 휩쓸고 현대까지도 영향을 주고 있는 페스트를 소개한다. 독감 이야기도 빼놓을 수 없다. 크림 전쟁^{Crimean War}에서 황제까지 죽인 악성 독감과 5,000만 명의 사망자를 가져온 스페인독감은 지구의 역사를 바꾸었다. 1957년 아시아독감, 1968년 홍콩독감, 1991년 홍콩조류독감, 2004년 아시아조류독감 이야기도 곁들였다. 문명과 역사를 바꾼 전염병에 황열을 빼놓을 수 없다. 중남미의 역사를 바꾼 것이 황열이다. 황열은 서인도 제도 국가의 독립과 노예해방, 파나마 운하의 건설 등에 지대한 영향을 미쳤다. 발진티푸스는 말한다. 나를 빼놓으면 말도 안 된다고 말이다. 그렇다. 발진티푸스도 인류의 문명과 역사에 많은 영향을 준 전염병이다. 발진티푸스는 스페인 영토회복전쟁부터 핀란드 역사, 나폴레옹의 모스크바 원정에 큰 영향을 미친 주범이었다. 탐보라 화산^{Gunung Tambora} 폭발로 인해 창궐한 발진티푸스는 기상이변이 전염병에 어떻게 영향을 주는가를 잘 보여준 예다. 제1차 세계대전 전후 러시아에서 발생해 2,000만 명을 죽음으로 몰고간 발진티푸스는 러시아에 공산정권이 들어서게 만든 동력이었다. 여기에 과거는 물론이고 현대에도 맹위를 떨치는 콜레라 이야기도 소개한다. 과거를 알면 미래가 보인다. 우리가 과거에 지구촌을 휩쓸었던 전염병에 대해 알아야

하고 이해해야만 하는 이유가 바로 여기 있다.

제2부에서는 기후변화가 불러올 전염병에 대해 다루었다. 미래 기후는 어떻게 변할 것인지, 또 미래 기후변화가 건강에 어떤 영향을 미칠지에 대해 다룬다. 그 다음에 최근 세계적인 공포를 불러일으킨 신종 바이러스를 살펴보고, 신종 독감 바이러스를 비롯한 공포의 호흡기질환을 소개한다. 우리나라에서 번지고 있는 살인진드기와 쯔쯔가무시, 라임병Lyme disease, 렙토스피라증leptospirosis의 심각성도 이야기할 것이다. 수인성 전염병인 세균성 이질, 노로바이러스Norovirus infection, 콜레라를 빼놓을 수 없다. 여름철이면 창궐하는 비브리오 패혈증Vibrio vulnificus sepsis, 주혈흡충증, 장출혈, 대장균감염증도 다루고 있다. 모기와 벼룩이 옮기는 웨스트나일 바이러스, 리슈마니아증Leishmaniasis도 섬뜩하다. 마지막으로 미래에 전쟁이 일어난다면 생물학무기로 사용될 수 있는 전염병도 소개했다.

제1부와 제2부의 각 챕터chapter 사이에는 팁tip으로 날씨가 건강에 어떤 영향을 미치는지, 비를 가져오는 전선front과 폭풍은 건강에 어떤 영향을 미치는지, 심각해지는 자외선이 미녀를 어떻게 죽이는지와 같은 날씨와 건강 이야기를 다룬다. 수많은 민감 환자를 만들어내는 꽃가루 이야기도 곁들였다. 점점 심각해지는 폭염 이야기는 우리가 꼭 알아야 할 내용이다. 왜 겨울만 되면 왜 우울해지는지도 설명한다. 그리고 사람을 죽일 수도, 살릴 수도 있는 날씨의 역할에 대해서도 소개했다.

판데믹pandemic은 '모두'를 뜻하는 그리스어 pan과 '사람'을 뜻하는 demos가 합쳐진 단어다. 세계적인 인류의 감염전염병을 가리키는 단어로 사용된다. 스페인독감이나 페스트, 발진티푸스 등은 이미 오래전부터 판데믹으로 정의되었다. 최근에는 조류독감이 세계보건기구에 의해 판데믹으로 지정되기도 했다. 미래 기후변화로 인해 판데믹이 다시 찾아올까? 가능성은 매우 높다고 본다. 급격히 변하는 기후변화로 인한 변종 바이러스의 탄생 가능성이 높기 때문이다. 교통혁명으로 인해 글로벌 전염이 가능해진 점도 있다. 개인이 세계적 유행성 전염병이나 변종 바이러스에 대비하기는 힘들다. 가장 기본적인 예방은 스스로 하는 수밖에 없다. 세계적인 전염병학자인 네이션 울프^{Nathan Wolfe}는 전염성 질병으로부터 자신을 보호하는 방법을 이야기한다.

"귀찮더라도 예방 상태에 허점이 없도록 한다. 말라리아 지역을 여행할 때는 꼭 예방약을 먹는다. 겨울에는 호흡기질환의 전염 경로를 염두에 두고 행동한다. 대중교통은 가급적 이용하지 않는다. 지하철이나 비행기에서 내린 뒤에는 비누나 세정제를 이용해 손을 씻는다. 악수를 나누면 곧바로 손을 씻는다. 쓸데없이 코나 입을 만지지 않는다. 깨끗한 음식과 물을 마시려고 노력한다."

무척 단순한 방법이지만 전염병 예방에는 상당한 효과가 있다. 그렇게까지 할 필요가 있겠나 싶지만 따라해보면 건강을 지키는 데 많은 도움이 된다.

우리 형제에게 귀한 책을 내도록 기회를 준 도서출판 프리스마의 김세영 사장님께 감사를 드린다. 그리고 우리 형제를 올곧게 키워주시고 지고한 사랑을 베풀어주신 어머니 김순배님께 무한한 사랑과 감사를 드린다. 이 책을 어머님 영전에 바친다.

반기석·반기성

차례

PART 1

전염병이 바꾼
문명과 역사

Chapter 1

전염병을 부르는 기후와 날씨

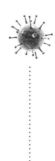

1. 기후와 날씨 개요

사전에서 기후^{climate}는 다음과 같이 정의된다.

"일정한 지역에서 장기간에 걸쳐 나타나는 대기현상의 평균적인 상태, 즉 장기간의 대기현상을 종합한 것이다. 기후는 서양적 의미로 지후^{地候}, 동양적인 의미로 24절기·72후^候 등 시후^{時候}의 뜻이 강하다. 우리가 사용하는 기후라는 말 속에는 양자가 모두 포함되어 있다."

기후는 지구상의 특정한 장소에서 매년 시간에 따라 반복되는 가장 뚜렷한 대기상태의 종합 또는 대기현상이 적분된 결과라고 할 수 있다.

기후와 대별되는 단어가 날씨^{weather}다. "길지 않은 시간대의 종합적인 기상상태"로 정의한다. 날씨는 기압, 기온, 습도, 바람, 구름의 양, 구름의 형태, 강수량, 일조^{日照}, 시정^{視程1}의 기상요소를 종합한 짧은 시간의 대기의 상태다.

---

1 대기의 혼탁도를 나타내는 척도.

공상과학소설가인 로버트 A. 하인라인[Robert A. Heinlein][2]은 "기후는 앞일을 내다보는 것이고, 날씨는 지금 코앞에 닥친 것이다"라고 말한다. 정말 쉽고도 단순한 정의다. 즉, 기후란 서로 다른 종류의 날씨의 '집단' 또는 '모임'이다. 제1부에서 주로 다루는 것이 기후다. 기후가 문명에 어떤 영향을 미쳤는가, 문명에 영향을 미친 요소들 중에 전염병은 어떤 역할을 했는가다.

2. 기후가 문명의 멸망에 영향을 미쳤는가?

기후로 문명의 흥망성쇠를 설명하려는 시도가 있다. 현대의 이론적 시도는 엘스워스 헌팅턴[Ellsworth Huntington]에 의해 시작되었다. 최근에는 윙클스와 브라우닝, 휴스, 부처 등이 이에 참여하고 있다. 헌팅턴은 문명이 기후의 영향을 받는다고 주장한다. 과거의 수많은 문명들은 기후 조건에 따라 흥하기도 하고 망하기도 했다는 것이다. "이집트와 그리스에서는 기후 조건이 유리한 동안에는 문명이 발달했지만, 지금은 그렇지 못하다"고 그는 말한다. 윙클스와 브라우닝의 주장도 기본적으로는 헌팅턴과 비슷하다. 그들에 따르면, 예를 들어 화산 활동으로 인한 나쁜 기상이 영향을 미친다고 한다. 기후변화는 식량 공급에 영향을 미쳐 사람들의 행동에 변화를 가져온다. 전쟁이 일어나고 폭동과 윤리관의 변화 등이 발생하면서 사회 안정성이 낮아진다는 것이다. 이들은 가혹한 기후 조건이 문명을 붕괴시킨다고 본다.

영국의 기후학자 허버트 램[Hubert Lamb]은 모든 인간사는 기후와 관련이

---

2 미국의 SF(공상과학)작가. SF 자체의 질을 높여 새로운 가설에 근거한 사색적인 소설의 장르로 만드는 데 공헌했다.

있다고 확신했다. 그는 기후변화를 세계 최초의 문명 등장을 비롯한 주요한 발전의 요인으로 보았다. 그의 이론은 엄청난 반대에 부딪혔다. 그러나 기후학이 눈부시게 진보함에 따라 그의 이론이 인정받기 시작했다. 역사학자들이 기후변화가 그 시대 사회 전반에 어떤 스트레스를 가했는지를 알게 된 것이다. 기후변화가 흉작을 가져왔다면 그것은 전쟁이나 질병을 가져오는 스트레스였을 것이다. 따라서 램은 기후변화 인자를 역사 변화의 키[key]로 인정하지 않고 문명의 성쇠를 설명한다는 것은 거짓이라는 것이다. 이처럼 고기후古氣候가 문명에 영향을 준 사실에 대해서는 연구가 활발히 진행되고 있다. 그러나 고기후가 어떤 전염병을 야기했는가 또는 연관성이 있는가에 대한 연구는 부족한 편이다. 다행히 최근 들어 기후변화가 가져오는 전염병에 대한 연구가 증가하고 있어 다행이다.

3. 고기후학 연구방법

지구가 탄생한 이래 기후는 어떻게 변해왔을까? 우리는 최근 고기후학 Paleoclimatology, 古氣候學의 발달에 감사해야 한다. 기후의 열쇠를 푸는 과학자들의 노력이 결실을 맺고 있기 때문이다. 지구의 고기후를 연구하는 방법은 다양하다. 그중 가장 오래전의 기후를 알 수 있는 퇴적물 분석법과 화분학, 빙하의 샘플을 이용하는 방법이 있다. 연대를 비교적 정확하게 추정할 수 있는 방사능연대측정법[3]과 나이테 분석 방법도 많이 쓰인다. 역사자료를 이용하거나 기상자료 유추 및 분석도 객관적인 분석법이다.

---

3 방사능에 의해 시료의 연대를 결정하는 방법의 총칭.

천문학적 방법으로 지구복사량을 이용하는 등 다양한 방법이 사용된다. 이 중에서 가장 오래된 기간을 연구하는 방법이 빙하의 샘플을 이용하는 방법이다.

영화 〈투모로우tomorrow〉 처음에 극빙하의 샘플을 채취하는 장면이 나온다. 빙하 분석이 기후학자들에게 엄청난 정보를 알려준다는 좋은 예다. 남극이나 그린란드는 1년 내내 기온이 영하에 머문다. 그렇기 때문에 내린 눈이 녹지 않는다. 계속 쌓인 눈은 수천 미터 두께의 빙하가 된다. 빙하가 만들어질 때 눈 틈새로 그 당시의 공기가 스며든다. 그 위로 더 많은 눈이 쌓이면 압축되어 얼음으로 변한다. 스며들었던 공기는 공기방울의 형태로 빙하 밑에 갇힌다. 수십만 년 동안 빙하 밑에 갇혀 있는 공기방울은 귀중한 화석 자료가 된다. 과거 지구 대기 조성을 그대로 간직하고 있기 때문이다. 공기방울을 통해 당시 지구 대기의 조성(이산화탄소 농도, 메탄 농도 등)을 알아낼 수 있다. 빙심ice-core(얼음 코어)은 과거의 기후를 정확하게 알려준다. 또 빙심은 그 안에 포함되어 있는 황산의 양을 알려주는 역할도 한다. 이 수치로 언제 강력한 화산이나 혜성 폭발이 있었는지를 유추할 수 있다. 1960년대에 덴마크의 지구물리학자 윌리 단스고르Willi Dansgaard는 기후변화에 관한 정보를 아는 방법을 발견했다. 지금까지 지속되고 있는 간빙기의 시작까지도 추적할 수 있는 빙하 시추 기술이다. 빙하 분석은 '북그린란드 빙하 프로젝트'[4]를 통해 널리 알

---

4 북그린란드 빙하 프로젝트: 속이 비어 있는 원통형 드릴로 빙하를 2.5킬로미터 깊이까지 뚫어 13만 년 전 엠 간빙기(Eem interglacial age) 때 만들어진 얼음을 꺼내 연구한다. 이 빙심에는 1만 5,000년 동안 이어진 엠 간빙기의 온난한 기후정보가 담겨 있는데 지구온난화가 더 심해진 미래에 지구가 어떻게 반응할지를 미리 파악할 훌륭한 자료가 된다. 〈출처: 《파퓰러 사이언스(Popular Science)》, edited by SUSANNAH F. LOCKE〉

려졌다. 북그린란드 빙하 프로젝트는 20만 년에 걸친 기후변동의 비밀을 푸는 열쇠 역할을 했다. 러시아와 프랑스는 남극에서 공동으로 빙하를 시추했다. 보스톡^{Vostok} 남극기지 빙하들은 42만 년이 넘는 기간의 기후정보를 담고 있다. 지금까지 시추된 빙심들 중에서 가장 오래된 것은 2004년 유럽 남극빙심시추 프로젝트에서 시추된 빙하다. 3,270미터 깊이에 있던 이 얼음층의 나이는 약 80만 년으로 추정된다. 기후학자들은 이 빙하를 분석해봤다. 그랬더니 현재로부터 가장 가까운 시기에 있었던 여덟 차례의 대빙하기 주기를 파악할 수 있었다.

4. 인류의 역사

지구 46억 년의 역사는 크게 선캄브리아대(46억~6억 년 전), 고생대(6억~2억 2,500만 년 전), 중생대(2억 2,500만~6,500만 년 전), 신생대(6,500만 년 전~현세)로 나눈다.[5] 이들 시대는 기후와 환경이 각각 달랐고, 이로 인해 바다와 육지에는 지금과는 완전히 다른 동물들과 식물들이 살았다. 그래서 생물체의 멸종과 진화에 의해서 이들 시대를 구분할 수 있다.

   인류가 나타나 생존하기 시작한 시기를 살펴보자. 역사학자들은 인류의 기원이 아프리카라고 말한다. 인류의 진화 과정에서 동아프리카 열곡裂谷[6]이 갖는 의미는 매우 크다. 대륙이 이동하면서 이곳에서 2개의 대륙이 갈라져나왔기 때문이다. 1,000만 년 전 무렵 동아프리카의 고산지대에서 인류 최초의 조상이 출현했다. 오스트랄로피테쿠스 아프리카누스^{Australopithecus africanus}는 땅에 거주하는 최초의 원시 영장류였다. 이들은

---

5 pmg 지식엔진연구소, 『시사상식 바이블』, 박문각, 2008.
6 해령의 꼭대기 부분에 존재하는 폭 25~50킬로미터 정도의 V 자형으로 갈라진 깊은 골짜기.

직립보행을 하면서 더 넓은 시야를 확보했고 양손을 자유롭게 사용하기 시작했다. 초기 인류는 자신보다 더 힘이 센 포식자들 사이에서 살아남기 위해 빠른 이동 능력을 개발했다. 아울러 포식자와 경쟁하고 먹이를 찢고 자를 수 있는 도구를 사용했다. 도구는 동아프리카의 화산 지역의 날카로운 흑요석을 사용했다. 육식은 뇌의 발달에 도움을 주었다.

　사람이라는 뜻을 가진 호모Homo 속屬, 다시 말해 원시인류의 출현은 빙하기와 밀접한 관련이 있다. 바닷물이 얼어붙어 빙하가 만들어지면서 당시의 기후는 점점 더 건조해지기 시작했다. 동아프리카의 고산지대 역시 예외일 수 없었다. 사람과科(호미니드Hominidae)는 두 갈래로 발전하게 된다. 한 갈래는 딱딱한 식물을 대량으로 먹어치울 수 있어 힘이 셌던 오스트랄로피테쿠스류다. 다른 갈래는 보다 연약한 인간인 호모 하빌리스Home habilis다. 탄자니아의 올두바이Olduvai 유적지에 따라 이름 붙여진 올도완 문화oldowan culture는 불을 만들어 이용하는 초기 인류의 모습을 보여준다. 이들의 후예인 호모 에렉투스Homo erectus는 아프리카를 떠나 세계 곳곳으로 퍼져나갔던 인간 종을 대표하는 최초의 집단이었다. 이들은 100만 년보다 더 오래전에 아시아의 동쪽에 도달했다. 북경원인 또는 자바원인으로 자신들의 흔적을 남겼다. 흥미롭게도 호모 에렉투스의 문화는 손도끼의 발달과 함께 분화하기 시작한다. 원시인류가 전 세계로 퍼져나가는 과정은 기후와 밀접한 관련이 있다. 북반구에서의 빙하기와 아프리카에서의 강우량 증가가 이들을 퍼져나가게 했다는 것이다.

　극단적인 기후변화는 높은 적응력을 요구했다. 초기 인류는 열대우림에서 사바나로, 우기에서 건기로, 더위에서 추위로 반복해서 바뀌는 기후에 적응해야 했다. 이들은 이주하거나 적응을 통해 기후변화에 대처

했다. 동물들이 세계 곳곳으로 퍼져나가면서 수렵인들은 이주하기가 점점 더 유리해졌다. 유럽에서는 사냥감들의 번식기와 에렉투스의 등장 시기가 정확하게 일치한다. 하지만 이주는 기후변화에 대처하는 능력이 있어야만 가능했다. 그리고 고도의 의사소통 능력이 요구되었다. 이것은 인류에게는 사고력의 발전으로 이어졌다. 기후변화는 초기 인류의 정주나 이주에 영향을 주었다. 13만 5,000~7만 5,000년 전에 발생한 대가뭄 동안에는 아프리카 호수 물의 95%가 감소했다. 이 역시 초기 인류가 다른 지역으로 이주하면서 넓은 지역으로 퍼져나가는 계기가 되었다.

그러나 전 세계로 퍼져나가던 인류에게 때아닌 재앙이 몰아닥친다. 인도네시아 수마트라Sumatra 섬 인근에 있는 토바 화산danau toba이 폭발한 것이다. 7만 3,000년 전에 일어난 토바 화산을 우리는 초화산supervolcano[7]이라고 부른다. 토바 화산은 지난 200만 년 동안 지구에서 일어났던 화산 폭발 가운데 가장 규모가 크다. 인도네시아 전역에서는 토바 화산에서 나온 화산재가 쌓인 두꺼운 퇴적층이 발견된다. 그 두께가 보통 1~3미터에 이르고 심지어 5.5미터에 이르는 경우도 있다. 이 정도의 퇴적물이라면 1991년의 피나투보 화산mount pinatubo 등은 상대가 되지 않는다.

일리노이 대학 인류학자인 스탠리 H. 앰브로스Stanley H. Ambrouse는 아프리카의 유전인자가 모든 인류의 DNA와 상당히 유사하다고 발표했다. 그는 왜 인류의 유전적 다양성이 적은가를 알아냈다. 기후변화가 인류

---

7 초화산 혹은 슈퍼화산은 일반적인 화산에 비해 분출 시 폭발력이 거대한 화산들을 의미하며, 대개 정상에 거대한 분화구, 즉 칼데라(caldera)를 가지고 있다. 지금까지 알려진 마지막 초화산의 폭발은 약 7만 4,000년 전 수마트라 섬의 토바 호에서 발생했다. 이 화산 폭발은 엄청난 양의 황과 재와 다른 물질들을 공중으로 분출시켜 하늘을 시커멓게 만들었을 정도로 강력했다. 토바 화산 말고도 잘 알려진 초화산은 미국의 옐로스톤 칼데라(Yellowstone Caldera), 롱 밸리 칼데라(Long Valley Caldera), 산토리니(Santorini) 섬, 아소산(阿蘇山) 등이 있다.

의 다양성을 제한했다는 것이다. 아주 최근인 약 7만 년 전에 화산 폭발의 대재앙이 일어났다. 지구상에 살던 수많은 인류가 목숨을 잃었다. 단지 수백 명 정도만 아프리카에서 살아남았을 것이라고 인류학자들은 추측한다. 앰브로스에 따르면, 오늘날 현대 인류의 모든 유전적 유산은 간신히 살아남은 수백 명으로부터 나왔다는 것이다.

그렇다면 정말 토바 화산의 폭발이 인류를 멸종 위기로 몰아갔을까? 화산 폭발이 기후에 어떤 영향을 미쳤는가? 앞서 언급된 빙심(얼음 코어) 분석이 이런 궁금증을 해결해주었다. 빙심 분석은 특정 사건의 발생 연대를 대단히 정확하게 추정할 수 있다. 과거의 기온과 강우량을 알아내는 데 있어 신뢰성이 아주 높다. 토바 화산의 폭발이 일어난 뒤 수십 년 동안의 빙심 속 산소 동위원소의 비율은 지난 수만 년 동안 가장 낮았다. 다시 말해, 폭발이 일어나고 수십 년 동안은 약 2만 년 전 빙하기가 최고조에 달했을 때보다도 더 추웠다는 것이다. 지구 전역에 걸쳐 기온이 16℃ 정도 곤두박질친 것으로 추정된다. 적도에서 멀리 떨어진 지역일수록 기온이 더 많이 떨어졌다. 유럽과 중국 북부에 살던 사람들은 이때 아마 완전히 멸종했을 것이다. 기후 조건이 악화되고 식량이 줄어들고 전염병이 창궐했을 것이다. 인류는 기근과 전염병이라는 2가지 재앙 앞에서 무기력했다. 인류 최초 멸망의 직접적인 이유는 화산 폭발로 인한 기온 하강이었다. 그러나 뒤이어 번진 전염병도 큰 역할을 했을 것이다. 사람이 살아남을 가능성이 가장 큰 곳이 바로 적도 아프리카 동부에 위치한 고립된 열대 분지였다. 살아남은 아주 소수의 인류는 계속 적응하면서 천천히 그 수를 회복해나가기 시작했을 것이다.

5. 기후변화로 인한 전염병 연구

기후변화가 문명의 성쇠에 영향을 주었다는 주장은 최근까지도 인정되지 않는 분위기였다. 그러나 고기후학이 발달하면서 몇 십만 년 전의 기후까지 상세하게 복원하게 되었다. 그러자 기후가 문명의 멸망에 큰 영향을 주었다는 이론이 힘을 얻어가고 있다. 여기에 기후변화가 바이러스들의 활동을 촉진했을 것이라는 의견도 대두되고 있다. 지진이나 태풍, 호우, 화산 폭발 등이 발생하면 바이러스에 의한 전염병이 지구를 휩쓰는 경우가 많았기 때문이다. 근세까지 인류는 바이러스의 존재 자체를 몰랐다. 그러기에 기후변화에 의한 전염병은 생각조차 못했던 것이 당연한 일이었다. 그런데 고기후학의 발전과 바이러스의 발견 등이 생각을 바꿔놓았다. 즉, 지구 기후변화가 문명 성쇠의 키를 쥐고 있다는 것으로 말이다.

그럼 먼저 인류가 병원균을 발견해온 역사를 살펴보도록 하자. 현미경이 발명되면서 인류는 눈으로 볼 수 없는 병원균을 보게 되었다. 가장 먼저 현미경을 이용했던 기록은 이탈리아의 의사인 마르첼로 말피기Marcello Malpighi로 개구리 허파에서 모세혈관을 관찰했다는 기록이 있다. 1665년 로버트 훅Robert Hooke이 현미경으로 나무껍질인 코르크를 관찰한 기록도 있다. '미생물의 아버지'로 불린 네덜란드의 안톤 판 레벤후크Anton van Leeuwenhoek는 직접 렌즈를 만들었다. 그는 1673년 자신이 만든 현미경으로 살아 있는 생물체를 처음 발견했다.

파스퇴르Louis Pasteur는 포도주 맛을 변질시키는 원인이 미생물이고, 이 미생물들은 55℃로 가열하면 죽는다는 사실을 확인했다. 저온살균법 개발과 함께 미생물을 이용하여 알코올에서 아세트산을 만들어내는 방법을 고안했다. 그는 중세부터 절대적인 진리로 여겨진 '생명의 자연발생설'을 무너뜨렸다. 독일의 코흐[Robert Koch]는 세균의 배양법, 고정법, 염색법과 현미경 사진 촬영법을 개발했다. 코흐 이후의 학자들은 코흐의 방법을 활용하거나 더욱 발전시켜서 임질균(1879년, 나이세르[A. Neisser] 발견), 장티푸스균(1880년, 에베르트[K. J. Eberth] 발견), 나병균(1880년, 한센[Henrik Hansen] 발견), 디프테리아균(1884년, 기타사토 시바사부로[北里柴三郎]와 예르생[Alexandre Yersin] 발견), 이질균(1898년, 시가 기요시[志賀潔] 발견), 매독균(1905, 샤우딘[Fritz Schaudinn] 발견)과 같은 병원균을 발견한다. 코흐는 콜레라균은 물론 1905년 결핵균의 발견으로 노벨 생리의학상을 받았다. 그는 세균이 전염병의 원인이라는 사실을 입증한 최초의 과학자였다.

그러나 과연 모든 전염병이 다 세균에 의해서 전염되는 것일까? 홍역, 천연두, 소아마비, 인플루엔자, 광견병은 아니었다. 1892년 러시아의 이바노프스키[Dimitri Ivanovski]가 이들 질병을 일으키는 병원체를 최초로 확인했다. 그러나 그는 세균은 발견하지 못했다. 이들 질병의 병원체들이 당시의 여과기를 통과했기 때문이다. 드디어 네덜란드의 바이어링크[M. W. Beijerlink]는 이와 같이 세균여과기를 통과하는 작은 병원체를 라틴어로 독액이라는 의미인 '바이러스[virus]'라고 명명했다. 그 후, 황열, 광견병, 우두 등의 전염병과 식물의 전염병 바이러스가 발견된다. 1933년 전자현미경이 발명되면서 사람들은 바이러스의 형태를 눈으로 확인할 수 있게 되었다. 이후 수많은 의학자들에 의해 바이러스의 정체가 하나하나 밝혀지고 있다.

바이러스는 개인의 삶뿐 아니라 때로 사회 전체를 바꿔놓을 정도로 위력적이다. 아니, 하나의 문명까지 파괴하기도 한다. 이들은 조건만 맞으면 사람이나 동물들을 통해 넓게 퍼진다. 질병이 지역사회에서 유행하는 것은 '유행병epidemic'이라고 부른다. 어떤 전염병이 너무 위력적이라 전 세계로 유행 범위가 확대되면, 그것은 '범凡유행병인 판데믹pandemic'이라고 부른다. 병원균이 한 지방에 정착해 영구적으로 머무르게 되면, 그것은 '풍토병endemic'이라 부른다. 문명의 쇠락에 영향을 주었던 전염병은 기후변화 영향이 컸다. 판데믹적인 전염병이 발생할 경우 문명이나 국가는 엄청난 영향을 받을 수밖에 없었기 때문이다.

날씨는 정말 건강에 영향을 줄까 ❶

기원전 400년, 히포크라테스Hippocrates[8]는 『공기, 물, 장소에 관하여』라는 책에서 "날씨가 좋은 날 수술하는 것이 좋다. 좋은 날씨는 수술 후의 감염을 막아주기 때문이다"라고 적고 있다. 최근 서구의 선진 병원에서 날씨에 따라 수술날짜를 잡는 것을 이미 2,400년 전에 히포크라테스Hippocrates는 알고 있었던 것이다.

우리나라는 편서풍대에 위치해 있어 날씨가 주기적으로 변하는 특성을 보인다. 편서풍대에 속한 유럽이나 미국도 우리나라와 같은 날씨 패턴을 보인다. 미국이나 독일 등 기상 선진국에서는 날씨 변화에 따른 사람들의 영향과 반응에 대해 활발한 연구가 이루어지고 있다. 의학자들이 허약한 노인이나 신체 기능이 민감한 사람들을 대상으로 기압의 변화에 따른 신체 내부의 눈에 보이지 않는 변화를 연구했다. 그랬더니 맥박이나 호흡수, 혈압, 혈액성분, 그 밖의 여러 가지 생리 기능이 날씨 변화에 따라 변했다. 즉, 인체는 날씨 변화에 민감하게 반응한다는 것이다. 미국 보스턴Boston의 아동병원 비게노 프린스Vigeno Prince 박사팀은 국제 두통학

---

8 히포크라테스(기원전 460?~기원전 377?): 그리스의 의학자. '의사의 아버지'. 인체의 생리나 병리를 체액론에 근거하여 사고했고 "병을 낫게 하는 것은 자연이다"라는 설을 치료 원칙의 기초로 삼았다.

회 보고서에서 77명의 편두통 환자를 대상으로 한 실험 결과를 발표했다. 22%는 낮은 기온과 습도에, 12%는 높은 기온과 습도에, 10%는 고·저기압의 통과에 민감한 반응을 보였다고 한다. 편두통이 날씨와 밀접한 관계가 있다는 것이다.

이 팀은 여섯 단계로 구분한 기상상태 때 사람들이 어떻게 반응하고 그러한 기상상태가 건강에 어떤 영향을 주는지를 발표했다. 여기서는 1단계와 기상상태가 비슷한 2단계까지 설명하도록 하겠다. 1단계는 구름이 조금 있는 날씨cloudy fair weather다. 안정된 고기압의 영향으로 부분적으로 구름만 있을 뿐 평균적으로 좋은 날씨를 보인다. 온도와 습도의 일교차는 그리 크지 않으며 기압은 높은 상태다. 2단계는 맑은 날씨sunny fair weather다. 고기압이 동쪽으로 빠져나갔지만 기압능[9]의 영향으로 매우 좋은 날씨를 보인다. 구름은 거의 없지만 1단계보다는 기압이 조금 떨어진다. 온도와 습도의 변화도 1단계보다는 커진다. 비게노 박사팀은 이러한 쾌적한 날씨는 인간의 몸을 시원하고 상쾌하게 해준다고 한다. 또한 반사반응 속도를 짧게 해준다고 한다. 사람들은 기압이 높고 기온이나 습도 변화가 크지 않고 쾌적한 날씨에 기분이 업up되기 때문이다. 심리적으로도 안정되며 어려운 일도 쉽게 풀어나간다. 사람의 건강에 가장 좋은 날씨라고 할 수 있다.

9 대기 중의 같은 고도면에서 주위보다 기압이 상대적으로 높은 영역을 말한다. 그중에서 기압이 가장 높은 곳을 연결한 선을 기압마루선 또는 기압능이라고 한다. 이 부분에서는 날씨가 맑다.

Chapter 2
아즈텍, 잉카 문명을 무너뜨린 천연두

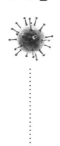

1. 개요

영화 〈1492 콜럼버스〉가 있다. 세계적인 배우 제라르 드 파르디유Gerard Depardieu가 주연한 1992년 작품이다. 콜럼버스Christopher Columbus의 미대륙 발견을 소재로 한 영화다. 콜럼버스는 황금의 땅을 찾겠다고 여왕을 설득한다. 그리고 1492년 8월 3일 팔로스Palos 항에서 산타마리아Santa Maria 호를 타고 떠난다. 항해 도중 여러 어려움을 겪은 후 도착한 곳은 서인도 제도의 과나하니Guanahani 섬이다. 콜럼버스는 이 섬을 산살바도르San Salvador 섬이라고 명명한다.

그 섬에 살고 있던 원주민들은 순진무구한 사람들이었다. 싸워본 적이 없는 그들은 콜럼버스 일행을 친구로 맞아들인다. 스페인으로 돌아가야 하는 콜럼버스는 선원들 중에 39명을 남긴다. 나비디드라는 요새에 말이다. 그런데 이 39명이 문제가 되어 미주대륙은 문명과 제국들을 잃게된다. 이 영화를 볼 때마다 콜럼버스가 출항할 때 울려나오는 음악이 역설적이라는 생각을 한다. 유명한 주제가 〈낙원의 정복conquest of paradise〉 말이다.

　콜럼버스가 세계 역사에 끼친 영향은 너무 컸다. 아메리카, 나아가 미국 탄생의 시발점이었기 때문이다. 그러나 당시 미주 지역에 존재했던 아즈텍Aztec, 잉카Inca 문명에게 콜럼버스는 저주의 씨앗이었다. 바로 대륙의 전염병인 천연두가 그들을 통해 원주민에게 고스란히 전해진 것이다. 아무 저항력도 가지지 못한 그들에게 말이다.

　"전염병 중에서 사람이 숙주가 되는 전염병은?" 말라리아나 황열은 모기가 숙주가 된다. 페스트는 쥐가 숙주다. 조류독감은 새나 가금류가 숙주의 역할을 한다. 그런데 천연두만은 사람이 숙주다. 천연두는 사람에게만 전염된다. 천연두의 역사를 보면, 천연두는 인구밀집도가 높은 유럽의 도시에서 주로 발생하여 사람들 사이를 떠돌았다. 감염 대상은 주로 면역력이 약한 아이들이었다. 감염되어 다른 사람에게 천연두를 옮긴 사람은 살아남거나 혹은 죽었고, 살아남은 사람들은 다시 천연두에 걸리지 않았다.

　천연두는 세계보건기구에서 1977년 퇴치되었다고 선포했다. 그러나 그 전까지 세계에서 가장 두려워했던 법정 전염병 중의 하나였다. 천연두는 바이러스에 의한 급성 전염병이다. 감염되면 열이 나고 약 2일 후에 발진이 시작된다. 구진papule, 수포vesicle, 농포pustule의 단계를 거친다. 이후 말라붙으면서 눈에 띄는 흉터를 남겨 곰보라는 피부 모양이 생긴다. 감염자 중 30~90%가 출혈성으로 오는 경우 짧은 잠복기가 지난 후 초기에 오한, 두통, 고열, 복통 등이 나타난다. 이후 거무스름한 홍반이 발생한 후에 피부와 점막에 점상출혈이 일어나고, 치명적으로 발진이 나타난 지 5~6일경에 사망한다. 보균동물이나 체외에서 일어나는 자연적인 바이러스 증식은 없다. 그러나 바이러스는 체외에서도 장시간 살 수 있어서 솜뭉치에서도 18개월 동안 살아남는다. 그러기에 천연두 환자의 오염된 세탁물에 감염될 수도 있다.

2. 천연두의 역사

천연두가 가장 먼저 나타난 시기는 기원전 1만 년 전이다. 아프리카의 뿔이라 불리는 북동쪽에 인류가 정착하면서 발생한 것으로 추정된다. 천연두가 있었음을 보여주는 증거 중 가장 빠른 것은 기원전 1500년 무렵의 미라다. 이집트의 18~20대 왕조(기원전 1570~1085) 시대의 미라에서 천연두 증거가 나타난다. 기원전 1157년에 젊은 나이로 죽은 람세스 5세[Ramesses V]의 미라도 천연두 흔적을 보이고 있다. 기원전 1122년 중국에서 발생했다는 기록도 있다. 고대 인도의 산스크리트어로 된 책에도 천연두에 관한 언급이 나온다. 성경에도 천연두로 추정되는 전염병이 나온다.[10]

천연두의 역사적 기록으로 가장 빠른 것은 기원전 13세기 무렵 이집트와 히타이트[Hittite] 간의 전쟁 중에 천연두가 유행했다는 기록이다. 이 전쟁 당시 히타이트에 사로잡힌 이집트 죄수들은 천연두에 감염되었다. 히타이트 국민들은 이들로부터 천연두에 감염되었다. 결국 수많은 군인과 시민들이 천연두에 감염되었다. 히타이트 왕과 그의 후계자도 천연두로 죽었다. 기원전 14세기에 히타이트가 갑자기 멸망한 것이 천연두

---

10 구약성경 '사무엘 전서'에 나오는 이야기다. 유대인의 보물인 성궤를 탈취한 블레셋인(Philistines)들에게 전염병이 일어났다고 나온다. 이 전염병으로 약 5만 명 정도가 죽었다. 의학자들은 이 전염병이 천연두였을 것으로 추정한다.

때문이라고 주장하는 학자들이 있을 정도다.

서기 180년경 로마 제국이 쇠퇴하기 시작했다. 이 시기는 천연두의 대유행 시기와 일치한다. 당시 천연두로 350~700만 명이 죽은 것으로 추정되고 있으며, 로마 문명이 멸망하지 않은 것만 해도 다행일 정도로 피해는 엄청났다. 이후 천연두는 유럽의 십자군에 의해 아랍 세계로 전파되었다. 십자군이 유럽으로 돌아오면서 천연두는 유럽의 풍토병으로 자리 잡았다. 1438년 파리Paris에서 천연두로 5만 명의 사람들이 죽었고 희생자는 대부분 어린아이들이었다. 그리고 이 천연두가 콜럼버스에 의해 16세기에 미주대륙으로 전파되어 아즈텍, 잉카 문명을 멸망시켰다.

천연두는 스페인이 멕시코와 페루를 점령하는 데 큰 공을 세웠다. 물론 포르투갈이 브라질을 정복하는 데도 결정적인 역할을 했다. 원주민들은 원인도 모른 채 죽어갔다. 프랑스와 영국이 북미 지역을 정복하기에 앞서 이미 천연두가 북미 지역을 강타하여 원주민의 약 90%가 죽은 상태였다. 침략자들은 그저 빈 땅에 힘도 들이지 않고 걸어 들어가 정복했다. 그런데 유럽인들이 신대륙에 정착한 지 한 세대가 지났다. 아이러니하게도 천연두가 원주민뿐 아니라 개척자의 백인 아이들에게도 전염되었다. 한 세대 후에 태어난 아이들에게는 천연두에 대한 면역이 없었기 때문이다. 1636년과 1717년 사이에 보스턴 등 개척지에 사는 백인 아이들도 천연두로 많이 죽어갔다.

3. 천연두로 멸망한 문명

유럽인들이 미주 지역을 힘들이지 않고 점령할 수 있었던 것은 전염병 때문이었다. 유럽인들에게 천연두는 면역이 된 질병이었다. 그러나 미주 지역의 원주민들은 천연두에 대한 면역력이 없었다. 유럽인들이 미주 지역에 침입한 이후 겨우 두 세대 만에 원주민의 대다수가 죽었다.[11]

천연두로 멸망한 가장 비극적인 문명은 타이노Taino 문명이다. 역사에서는 잘 알려지지 않은 문명이다. 타이노는 서인도 제도의 히스파니올라Hispaniola[12]에 거주하던 원주민들이 세운 문명이다. 이들은 기원전 7000년경 지구온난화로 해수면이 상승할 때 석호潟湖[13]에 집을 지어 위기를 극복했던 민족이다. 상당히 독특한 문명으로 왕도 없고 계급도 없는 사회였다. 그래서 이곳을 처음 발견한 콜럼버스가 낙원이라고 유럽에 보고했는지도 모른다. 영국의 철학자 존 로크John Locke(1632~1704)도 타이노족의 삶을 천국과 같다고 표현했다. 이 이야기는 타이노족에게는 생존에 어려움이 없었다는 이야기다. 대개의 문명은 큰 도전이 있을 때 국가를 만들고 계급을 만든다. 이 평화로운 문명을 유럽인들은 천연두로 멸망시켰다. 유럽인들은 타이노족을 노예로 부렸고 식량을 빼앗고 짐승처럼 대했다. 오락으로 타이노족에게 총을 쏘았다. 그리고 시체를 개에게 먹이로 주었다. 1516년에 천연두가 타이노족에게서 처음 발병했다. 이 당시 타이노족은 최대 800만 명 정도였던 것으로 추산된다. 영국의 아일랜드와 스칸디나비아의 인구를 합친 수보다 더 많았다고 한다. 그런데 천연두와 함께 스페인 사람들의 잔혹한 학살로 몇 년 뒤에는 겨우 1만 2,000명만이 살아남았다. 가장 비극적인 것은 남은 타이노족 모두가 1,555년에 다 죽었다는 사실이다. 유럽인의 잔인함과 천연두가 한 민

---

11 브린 바너드, 김율희 역, 『세계사를 바꾼 전염병들』, 다른, 2006.

12 현재 아이티와 도미니카 공화국이 위치한 섬.

13 사주와 같은 작은 장애물에 의해 바다로부터 분리되어 연안에 따라 나타나는 얕은 호수를 말한다.

족과 문명을 말살시킨 것이다.

두 번째 사례는 멕시코의 아즈텍 문명이다. 천연두의 무서움을 가장 잘 보여준 것이 스페인이 아즈텍을 침략했을 때다. 1519년에 스페인의 에르난 코르테스Hernán Cortés가 아즈텍으로 병사 550명을 이끌고 왔다. 그들은 아즈텍 제국의 수도이자 '황금의 도시'로 불린 테노치티틀란tenochtitlán에 도착했다. 당시 아즈텍 제국의 황제였던 몬테수마 2세Montezuma II(1466~1520)는 코르테스 일행을 환대했다. 그들의 신화에 나오는 케찰코아틀Quetzalcóatl14의 화신으로 착각한 것이다. 그러나 코르테스는 몬테수마 2세를 포로로 잡고 몸값으로 금을 요구했다. 그리고 그를 앞세워 아즈텍 제국을 통치했다. 그러나 그 다음해 스페인은 코르테스를 소환하기 위해 판필로 데 나르바에스Pánfilo de Narváez를 파견했다. 그런데 나르바에스의 선원 중 한 사람이 천연두 환자였다. 코르테스는 나르바에스와의 전투를 위해 테노치티틀란을 떠났다. 스페인의 두 경쟁자가 전투를 벌이는 사이 코르테스의 병사 한 명이 천연두에 감염되었다. 이것이 아즈텍 제국의 비극으로 이어질 줄은 그 누구도 상상하지 못했다.

코르테스가 전투를 위해 테노치티틀란을 비운 사이 아즈텍 제국은 반란을 일으켜 돌아온 코르테스를 물리쳤다. 수적으로는 100 대 1로 우세했기에 가능했다. 코르테스의 스페인군은 도망칠 수밖에 없었다. 그러나 이 전투 중에 아즈텍 군인 중 하나가 천연두에 걸리고 말았다. 끔찍한 전염병이 원주민을 강타했다. 당시 멕시코 인구의 반이 죽었다고 전해진다. 단 몇 주 만에 테노치티틀란 인구의 거의 반이 목숨을 잃었다. 몬테

---

14 '깃털 달린 뱀'이라는 뜻.

수마 황제를 비롯한 수많은 병사들이 죽었고, 살아남았어도 제대로 전투를 할 수 있는 병력은 드물었다. 코르테스가 1521년 테노치티틀란을 공격해왔을 때 이들은 너무나 쉽게 원주민들을 물리칠 수가 있었다. 2,500만 명이던 아즈텍 제국의 인구는 1522년에 단 110만 명으로 줄어들었기 때문이다. 그리고 아즈텍 문명은 천연두로 인해 영원히 과거 속에 묻히고 말았다. 이 잔혹한 역사는 16세기 초 스페인 역사에 기록되었다.

세 번째 사례는 잉카 문명의 몰락과 관련된 이야기다. 천연두는 유럽인들이 발을 디딘 곳 어디서나 무섭게 원주민들을 전염시켰다. 아즈텍 왕국이 1521년에 멸망한 뒤, 살아남은 아즈텍 원주민 중 일부가 남쪽으로 도망쳤다. 자연스럽게 천연두는 무역로를 따라 수백 마일 떨어진 남미 지역으로 전파되었다. 한 부류는 해안에서 남쪽으로 이동하면서 현재 부에노스아이레스^{Buenos Aires}에 상륙했다. 다른 한 부류는 잉카 제국의 심장부인 북쪽 안데스 고지대로 이동했다. 당시 잉카 제국은 세계에서 가장 광대한 제국이었다. 1524~1525년경 잉카 제국에 상륙한 천연두는 그 강력한 위력을 잉카 원주민들에게 선보였다. 잉카 제국의 왕 우아이나 카팍^{Huayna Capac}(1450~1525)을 포함하여 그의 후계자와 수많은 병사들, 그리고 원주민들이 죽어갔다. 설상가상으로 잉카 제국은 내전이 벌어졌다. 정복자 프란시스코 피사로^{Francisco Pizarro}가 잉카 제국에 도착했을 때 잉카 제국의 군사력은 무너져 있었다. 평상시였다면 스페인 정복자들보다 잉카 군대가 더 우세했을 수도 있었다. 그러나 천연두의 일격을 받은 잉카 제국은 600명의 스페인군에도 대항할 수 없었다. 천연두로 수많은 잉카인들이 죽어가면서 식량생산이 급격히 줄어들었다. 천연두에서 살아남은 원주민들은 기아로 굶어 죽어갔다. 16세기 후반에 이르러 잉카 제국 인구는 4분의 1로 줄어들어 있었다. 천연두의 위세는 계속 이어졌고 1630년경에 이르러서는 1524년에 비해 인구가 7%로 줄어 있었다.

잉카 문명이 자리 잡은 곳은 페루다. 태평양 연안에 길게 남북으로 뻗은 페루는 천연두가 전파되기 전까지 대략 650만의 인구가 살고 있었다. 잉카인들은 비옥한 땅을 경작하면서 안데스의 주요 도시들에 식량을 공급하고 있었다. 불행하게도 이런 사막과 풍요로운 경작지가 교차되는 지리적 특성이 천연두를 확산하는 데 도움이 되었다. 페루의 지형은 태평양에 접해 있는 해안과 구릉, 안데스 산맥, 그리고 그 너머에 아마존 강의 상류인 평야지대로 이루어져 있다. 해안과 구릉 지역은 연 강수량이 20밀리미터 내외로 비가 거의 오지 않는다. 안데스 산맥은 추위와 함께 강풍이 몰아치는 곳이다. 그런데 기상학자들의 분석에 의하면, 당시에는 엘니뇨 현상으로 해안과 구릉 지역에 비가 많이 내려 물과 식량 사정이 좋았다. 안데스 산맥 또한 그리 춥지 않았다고 한다. 이런 기상 조건 때문에 스페인군이 페루의 북부로부터 남부 산악 지역인 마추픽추Machu Picchu까지 쉽게 공략할 수 있었다는 것이다. 더구나 이런 기상 조건은 천연두 등의 전염병이 번지기에 더할 나위 없이 좋았다. 천연두는 추울 때보다 기온이 온화할 때 생존과 전염성이 강하기 때문이다. 잉카의 황제는 몸값으로 시가 20조 원에 해당하는 황금을 피사로에게 주었으나 결국 처형되었다. 찬란한 문명의 잉카 제국은 천연두에 너무 무력하게 무너져버리고 만다.

네 번째 사례는 북미 인디언 문명이다. "축복의 천연두가 우리의 정복을 손쉽게 만들었다." 영국 왕 조지 3세George III(1738~1820)의 말이다. 영국인들이 북미대륙에 상륙했을 때 이곳에 거주하던 원주민들은 거의 죽고 없었다. 아즈텍 제국의 멸망 후에 원주민 일부는 북미대륙으로 이주했다. 천연두가 북미 원주민에게 전파된 것이다.

영국인 청교도들이 플리머스^{Plymouth} 항구에 상륙하기 3년 전인 1617년에 천연두가 뉴잉글랜드$^{New England}$ 지역을 휩쓸었다. 이곳에 살던 원주민인 인디언의 94%가 죽었다. 상륙한 청교도들이 발견한 것은 버려진 마을과 죽은 자들의 뼈였다. 영국인들은 거의 저항을 받지 않고 원하는 것을 가질 수 있었다. 천연두는 시체의 산을 쌓으면서 영국인들보다 먼저 서쪽으로 대륙을 이동해갔다. 영국인에 의해 전파된 천연두는 처음에는 의도되지 않았을 수도 있다. 그러나 그들은 자신들은 천연두에 걸리지 않고 인디언만 천연두에 걸려 죽는다는 것을 알고 나서부터는 의도적으로 천연두를 전파한 적도 있었다.

1763년의 일이다. 인디언들은 온타리오 호$^{Lake Ontario}$와 이리 호$^{Lake Erie}$ 사이에 있는 영국 요새를 모조리 장악하거나 파괴했다. 그들은 백인이라면 누구든지 죽였다. 그리고 오늘날 피츠버그^{Pittsburgh} 지역에 자리 잡은 피트 요새$^{Fort Pitt}$를 포위했다. 피트 요새의 사령관은 에퀴어^{Equier} 대위였다. 인디언 델라웨어^{Delaware} 부족의 추장은 에퀴어 대위에게 면담을 요청했다. 그리고 항복하라고 요구했다. 항복하지 않으면 떼죽음을 면치 못할 것이라며 요구 사항을 제시했다. 에퀴어 대위는 항복을 거절하면서 그 대신 인디언 추장에게 선물을 주었다. 그것은 천연두 병원에서 나온 담요 두 장과 손수건 한 장이었다. 윌리엄 트렌트$^{William Trent}$는 그 당시의 일을 일기에 기록했다. 에퀴어 대위가 "부디 그것이 제대로 효과를 보여줬으면 좋겠다"고 했다는 것이다. 그는 인디언들의 대량학살을 의도

했다. 그의 의도대로 인디언들은 떼로 죽어갔다. 영국군이 인디언 학살을 위해 사용한 가장 비인도적인 무기가 천연두였다.[15]

천연두를 무기로 활용한 기록은 그 이후에도 나온다. 미국 독립전쟁 당시에도 보스턴에서 미국 독립군에게 영국군이 포위되었다. 영국군은 포위를 뚫고 빠져나오기 위해 천연두를 이용했다고 한다. 당시에 영국군은 천연두 예방접종을 받은 상태였지만 미국 독립군은 그렇지 않았기 때문이다. 천연두는 곧 건강한 미 독립군 절반 이상을 죽였다. 미 독립군은 당연히 영국군에게 크게 패하고 말았다. 이 뼈아픈 교훈으로 미 독립군 지도자 워싱턴George Washington 장군은 독립군 모두에게 천연두 예방접종을 명령했다. 이후 미 독립군 병사들은 천연두에 걸리지 않았고, 결국 독립전쟁을 승리로 이끌게 되었다.

천연두는 다른 지역에서도 엄청난 위력을 떨쳤다. 18세기에 남아공의 원주민이었던 산San족은 천연두를 가지고 들어온 영국인에 의해 전멸되었다. 아름다운 태평양의 섬에 살고 있던 통가Tunga나 피지Fiji의 원주민들도 백인들의 전염병에 의해 거의 전멸되었다. 호주 남쪽에 태즈메이니아Tasmania 섬이 있다. 이곳에 살고 있던 원주민들은 1772년부터 침략해온 유럽인들에 대항해 필사적으로 싸웠다. 총에도 많이 죽었지만 천연두에 의해 더 많은 원주민들이 죽어갔다. 1830년 마침내 원주민들이 항복했을 때 그 수는 203명에 지나지 않았다. 영국인들은 이들에게 식량을 주고 조그만 무인도로 보내버렸다. 17년 후 그때까지 살아남은 47명의 생존자는 고향으로 돌아왔다. 그러나 1876년 최후의 생존자가 죽음

---

15 신현배, 『사람들의 생명을 위협하는 전염병 이야기』, 가문비어린이, 2016.

으로써 태즈메이니아 원주민은 이 지구상에서 영원히 사라져버리고 말았다.

4. 천연두와의 싸움

유럽에서는 창궐하는 천연두를 치료하기 위해 출혈, 관장, 설사, 기도 등 수많은 방법을 사용했으나 큰 효과는 없었다. 그런데 놀랍게도 아시아와 아프리카에는 이미 천연두에 대한 예방책이 있었다. 수백 년 동안 중국인들은 '종두법'이라는 접종법을 실시해왔다. 중국인들은 천연두를 앓고 사망하지 않은 사람들은 천연두에 대하여 면역을 갖게 된다는 사실을 알고 있었다. 그들은 천연두를 약하게 앓은 사람들로부터 얻은 농 또는 딱지를 분말로 만들었다. 그리고 이것을 다른 사람의 코나 피부를 통해 주입했다. 이런 방법을 이용하여 면역이 되도록 하여 가볍게 앓고 지나가게 한 것이다. 인도와 아프리카, 터키에서는 다른 방법을 사용했다. 팔에 낸 상처 속으로 천연두 고름을 직접 주입했다. 접종의 성공률은 높은 편은 아니었지만 큰 피해를 입지는 않았다.

1796년에 획기적인 천연두 예방법이 발견되었다. 영국의 에드워드 제너Edward Jenner(1749~1823)가 우두cowpox, 牛痘 바이러스로 접종하면 천연두에 면역력이 생긴다는 것을 알아낸 것이다. 제너는 오늘날 예방접종의 방법으로 천연두 문제를 해결하는 길을 발견했던 것이다. 예방접종은 영어로 'vaccination'이라고 하는데, 이것은 라틴어로 젖소를 뜻하는 'vacca'에서 생긴 말이다. 2년 후에 멕시코와 중국에서도 우두 접종법이 실시되었다. 그리고 이후 천연두로 인해 사망하는 사례는 현격히 줄어들었다.

세계보건기구는 1967년부터 천연두 근절 프로젝트를 추진했다. 이 프로젝트로 1977년 소말리아에서 천연두가 마지막으로 진단되었다. 1980년 개최된 세계보건기구 총회에서는 천연두가 근절되었다고 공식적으로 선언했다. 오늘날 천연두 바이러스는 미국의 질병관리센터CDC와 러시아의 바이러스 대책 연구소에 보관되어 있다. 그런데 최근 다시 천연두에 대한 공포가 시작되고 있다. 미국은 2002년부터 세계 각국에 주둔하는 미군에게 다시 예방접종을 실시하고 있다. 질병연구소에서 천연두가 유출될 경우 미주 원주민의 비극이 다시 나타날 수 있기 때문이라고 한다.

날씨는 정말 건강에 영향을 줄까 ❷

세 번째 단계는 우리나라로 기압골이 접근해올 때다. 이때는 기압이 서서히 하강한다. 온도와 습도가 상승하고 구름이 점차 증가한다. 이러한 날씨는 무덥고 답답하게 느껴진다. 이때는 우울증이 심해지고 간질성 발작이 발생하기도 하며 요통이나 궤양성 출혈이 증가하기 시작한다. 또 심장 질환자의 발병 가능성이 높아져 심장마비 환자가 많이 발생한다. 사람들의 건강에 나쁜 영향을 주는 날씨다. 유럽의 경우 동쪽으로 빠져 나간 고기압이 강화되면 푄foehn[16] 바람이 분다. 동풍이 불면서 편두통 환자가 늘어난다. 비게노 박사 연구처럼 심장마비와 자살률 급증 등 인체에 부정적인 날씨다. 여성의 경우에는 조산早産의 위험성도 커진다고 한다. 그래서 스위스 등에서는 푄 바람이 불 때에는 중요한 수술을 하지 않는다고 한다.

네 번째 단계는 비가 내리고 바람이 불 때다. 이때는 본격적인 기압골 영향을 받아 따뜻하고 습한 공기와 구름이 밀려와 비가 내리기 시작한

---

16 푄은 원래 알프스 산에서 부는 바람으로, 바람이 알프스를 넘었을 때에 부는 따뜻하고 건조한 바람을 말한다.

다. 전선이 통과할 때는 바람도 강하게 분다. 기온은 급격히 내려가고 습도는 증가한다. 기상변화가 가장 극심한 때다. 이때 사람들은 이유 없이 불안해하고 공격적이 되며 육체적 능력도 떨어진다. 동맥과 장의 경련 반응이 생기며, 인후통과 경련성 후두염이 많이 발생한다. 비 오는 날에 사람들이 신경이 날카로워져 이유 없이 짜증을 부리는 이유는 이 때문이다. 흥미로운 것은 출산을 앞둔 임산부의 경우 세 번째 단계에서 진통이 시작해서 네 번째 비 오는 단계에서 출산하는 경우가 많다고 한다. 이는 과학적인 증거가 아니라 통계 자료에 근거한 것이다. 뱃속의 아기도 기압골이 다가와 비가 내리면 답답함을 느껴 엄마 뱃속에서 탈출을 시도하는 것이 아닐까 하는 생뚱맞은 생각을 할 때도 있다.

첫 번째와 두 번째 단계는 이동성 고기압권 내의 맑은 날씨다. 그러나 세 번째와 네 번째 단계는 기압골의 영향을 받는다. 여섯 단계 중 다섯 번째와 여섯 번째 단계는 기압골이 지나가고 차가운 고기압이 확장할 때다. 이 단계는 기압이 급격히 상승하고, 기온은 낮아지면서 추워진다. 심혈관계 질환자나 호흡기계 질환자가 가장 많은 영향을 받는다. 특히 천식환자의 발작 가능성이 매우 높아진다.

Chapter 3
최악의 전염병: 페스트

"마녀의 저주로부터 세상을 구하라!" 영화 〈마녀호송단〉의 광고 카피다. 이 영화는 흑사병plague, 黑死病(페스트)이 창궐하여 전 인류가 죽음 앞에 평등했던 14세기 중세 유럽을 배경으로 한다. 니콜라스 케이지Nicolas Cage가 주인공인 베이먼 역을 맡았다. 베이먼은 마녀로 추정되는 한 소녀를 수도원까지 호송하는 임무를 맡는다. 흑사병에 맞설 6인의 기사단이 온다! 당시 흑사병의 원인과 흑마술의 원천이 소녀라고 믿었다. 종교지도자들은 수도원에서만 마녀의 힘을 없앨 수 있다고 믿는다. 소녀가 그곳에서 힘을 뺏기면 흑사병은 없어질 것이라는 거다. 당시 유럽 인구의 3분의 1~2분의 1이 죽었다고 할 정도로 흑사병의 위력은 대단했다. 흑사병은 역사상 최악의 공포였기에 이 영화가 만들어졌을 것이다.

1. 페스트란?

흑사병은 페스트균인 예르시니아 페스티스Yersinia pestis에 감염되어 발병한다. 이 균의 이름은 파스퇴르의 제자인 알렉상드르 예르생Alexandre Yersin에게서 따왔다. 예르시니아 페스티스는 쥐들의 피를 빨아 먹는 벼룩에 사는 기생충이다. 페스트의 전염 경로를 보자. 페스트에 감염된 벼룩이 사람을 문다. 그러면 상처를 통해 전염성 바이러스가 사람의 몸속으로 침입한다. 이 바이러스는 사타구니와 겨드랑이에 있는 림프절lymph node[17]에서 독소를 분비한다. 그러면 우리 몸의 면역계가 작동하면서 커다랗고 벌겋게 부어오르는 가래톳bubo[18]을 만든다. 페스트는 선페스트와 패혈증형 흑사병과 폐렴형 흑사병의 형태가 있다. 먼저 흑사병의 약 90%가 선페스트다. 피부로부터 침입한 페스트균은 림프절에 이르러 출혈성 화농성 염증을 일으킨다. 대개 지름 3~8센티미터에 이르고 통증이 심한 림프절 염증이다. 이어 균은 림프 또는 혈류血流를 통해 다른 장기에 전염시킨다. 바이러스가 그 후 전신성이 되어 패혈증敗血症을 일으키면 사망률은 높아진다. 호흡기 페스트는 급격히 출혈성 기관지폐렴(페스트 폐렴)을 일으킨다. 4~5일 내에 거의 사망할 정도로 치사율이 높다.

2. 그리스와 로마 문명을 뒤흔든 선페스트

전쟁과 기후와 전염병이 결합된 최초 사례는 그리스 문명에서 벌어진 펠로폰네소스 전쟁Peloponnesian War 때다. 아테네와 스파르타는 거대한 외부의 위협에 직면하여 동맹을 맺는다. 당시 이오니아Ionia의 그리스 도시들이 페르시아의 지배에 대항하여 반란을 일으킨다. 반란을 진압한 페르

---

17 각종 림프구를 포함한 백혈구가 함유되어 있어 외부 물질 및 비자기로 인식되는 종양에 대한 면역작용을 하는 면역기관의 일종.
18 서혜부 림프절이 부어오른 것으로서 허벅다리 윗부분의 림프절이 부어 생긴 멍울이다. 성병에 의해 발생하는 경우가 대부분이지만 성접촉 없이도 갑자기 심한 운동을 한 경우나 외부에 부딪친 경우, 벌레에 물린 경우에도 발생할 수 있다.

시아 제국의 다리우스 1세^{Darius I}(기원전 550~기원전 486)는 그리스를 침
공해온다. 그의 침략은 기원전 490년 마라톤 전투^{Battle of Marathon}에서 밀
티아데스^{Miltiades}가 이끄는 아테네인들에 의해 좌절되었다. 다리우스 1세
의 아들 크세르크세스 1세^{Xerxes I}(기원전 519?~기원전 465)는 10년 뒤 다
시 그리스를 쳐들어왔다. 그는 테르모필라이^{Thermophylai}에서는 스파르타
를 격파하고 승리했다. 그러나 아테네가 주도했던 살라미스 해전^{Battle of}
^{Salamis}에서 크게 패한다. 그리스-페르시아 전쟁은 기원전 450년까지 이
어졌다. 이 전쟁은 아테네를 중심으로 하는 델로스 연맹^{delian league}이 주도
권을 장악하고 수행했다. 페르시아와의 전쟁에서 승리하면서 마케도니
아, 트라케, 에게 해 제도, 이오니아가 모두 페르시아의 지배에서 해방되
었다.

전쟁에서 중요한 역할을 했던 아테네가 해상제국의 패권을 차지했다.
아테네의 팽창은 스파르타와 그리스 본토 도시의 펠로폰네소스 동맹을
위협했다. 결국 두 세력 간의 갈등은 펠로폰네소스 전쟁(기원전 431~기
원전 404)으로 이어졌다. 아테네는 펠로폰네소스 전쟁 중 세 차례나 페
스트로 인해 큰 피해를 입는다. 기원전 430, 429, 427년이었는데, 이때
아테네 사람 가운데 3분의 1이 죽었다. 아테네의 최전성기를 이끈 지도
자 페리클레스^{Perikles}(기원전 495~기원전 429)도 죽었다. 페스트로 인해 아
테네의 전쟁수행 능력은 크게 약화되었다. 약해진 아테네 함대는 아이
고스포타미 해전^{Battle of Aegospotami}(기원전 405년)에서 스파르타군에게 결정
적 패배를 당했다. 기원전 404년 스파르타는 아테네의 도시 성벽을 헐
었고 함대를 해산시켰으며 모든 해외 영토를 빼앗았다. 페스트가 아테
네 문명을 역사의 전면에서 끌어내린 것이다.

당시 페스트가 크게 위력을 떨친 것은 수많은 사람들이 좁은 공간에 몰려들면서 전염되기 쉬웠기 때문이었다. 스파르타의 침공으로 수많은 농민이 도시(피라에우스Praiévs)로 몰려들었다. 20만 명이 넘는 사람들이 비좁고 불결하고 덥고 숨 막히는 오두막에서 비비적거렸다. 갑자기 듣지도 보지도 못한 전염병이 도시를 공격했다. 역사가 투키디데스Thukydides(기원전 460?~기원전 400?)의 기록[19]에도 나온다. 전염병은 도시를 휩쓸고 아테네가 파견한 함대를 공격하여 함대에 타고 있던 군인들 중 4분의 1 이상이 죽었다. 전염병은 2년 동안 계속되었고 아테네 인구의 3분의 1 정도가 죽었다. 역사가들은 이 전염병을 '아테네 역병'이라고 부른다. 과학자들은 이 병의 증상을 통해 이것이 선페스트였을 것으로 추정한다. 치명적인 전염병인 선페스트가 아테네 문명을 몰락시키는 데 일조했다는 것이다.

그리스 문명 중에서 가장 핵심적인 문명인 아테네 문명을 무기력하게 만든 선페스트는 560년 만에 다시 유럽을 찾는다. 서기 164년 시리아가 로마에 반란을 일으켰다. 로마는 대규모 군대를 시리아에 파견했다. 그런데 이 전투에서 로마군은 예상하지 못했던 전염병으로 수많은 병사들을 잃었다. 전투 중에 사망한 병사보다 질병으로 죽은 병사가 더 많았다. 2년 후 로마군은 전염병을 가지고 이탈리아로 돌아왔다. 그들이 가지고 돌아온 전염병은 급속히 로마 제국 전체로 번져나갔다. 전염병은 14년 동안 이탈리아 인구의 3분의 1을 죽였다. 당시 유럽 전역에서 400만

---

19 "이 병은 피라에우스에서 갑자기 나타났고, 인구가 밀집해 있는 아테네로 들어갔다. 사람들은 열이 나고 홍조를 띠었으며 재채기와 기침, 구토, 설사 증상을 보였다. 사람들은 거리에서, 사원에서 무차별적으로 죽어갔다."

~700만 명의 사람들이 죽은 것으로 전해진다. 당시의 인구수로 본다면 엄청난 사망자였다. 이 전염병은 당시 이 병을 기록한 로마 의사의 이름을 따서 '갈레노스Galenos의 역병'[20]이라고 불렸지만, 실제로 이는 선페스트였다. 그런데 이 역병은 중국으로부터 전해진 것으로 알려졌다. 1세기 후반 중국 북서쪽에 살던 유목민은 기후변화로 인해 생존에 위협을 받았다. 이들은 초원으로부터 뛰쳐나와 아시아의 스텝steppe[21] 지대를 따라 이동했다. 기후변화로 민족이동이 시작된 것이다. 당시 유목민족이 서쪽으로 가지고 이동해온 전염병이 시리아에 전달되었다. 이 전염병은 기후변화에서 비롯된 전염병이었다. 그리고 이 전염병은 시리아 원정 중이던 로마군에 전염되었다. 그리고 귀국한 로마 병사들에 의해 이탈리아는 물론 유럽에 엄청난 사망자가 발생했다. 로마 제국이 멸망한 것에는 게르만족의 대이동[22]이 결정적이었다. 그러나 게르만족의 대이동은 소빙하기의 기후변화가 동인動因이었다. 그리고 로마 제국 시절 내내 변덕스러웠던 기후변화는 국가의 존망까지 우려될 정도로 전염병의 창궐을 가져왔었다. 시도 때도 없이 닥쳤던 전염병은 로마의 국력을 급속히 약화시켰다. 후세의 의학자들은 당시 로마와 유럽을 휩쓸었던 전염병을 선페스트라고 추정하고 있다.

20 '안토니누스(Antoninus)의 역병'이라고도 불린다.

21 중위도 지방에 펼쳐져 있는 온대 초원. 본래 시베리아에서 중앙아시아에 걸쳐서 전개된 단초(短草)로 뒤덮인 초원의 호칭이었으나, 다른 대륙의 온대 초원도 보통 스텝이라고 한다.

22 흑해의 북쪽 해안에 있던 게르만계의 고트족이 4세기 말 서쪽으로 진출해온 훈족에게 밀려 376년에 서고트족이 다뉴브 강을 건너 처음으로 로마 제국의 영토 안으로 이주했다. 이를 계기로 라인 강, 다뉴브 강 등 로마 제국 국경선의 북동쪽 일대에 있던 게르만인의 여러 부족이 잇따라 이동을 시작했으며, 특히 동게르만에 속하던 여러 부족이 서로마 영토 안으로 깊숙이 이주·정착하여 각 지역에서 각각의 부족 국가를 세웠다. 〈출처: 강상원, 『Basic 고교생을 위한 세계사 용어사전』, 신원문화사, 2002〉

로마 문명의 명맥을 이어가던 동로마 제국도 기후변화로 인한 전염병에 큰 타격을 입는다. 520년대 동로마 제국에는 재난이 끊이지 않았다. 콘스탄티노플Constantinople과 다른 도시들이 수차례의 지진으로 황폐화되었다. 유프라테스 강에 반복해서 대규모 홍수가 일어났다. 동로마 제국은 페르시아, 불가리아, 그리고 사라센과의 전쟁으로 고통을 받았다. 동로마 제국은 내부에서 일어난 반란도 진압해야 했다. 그러나 결정적인 크로스 카운터펀치를 날린 것은 20년이 지난 540년경이었다. 20년 전과 똑같은 지역에서 또다시 온갖 종류의 재난들이 일어났다. 재앙을 가져온다는 혜성이 나타났다. 동로마 제국은 불가리아인들의 침입으로 약탈당하고 황폐해졌다. 동고트족의 과거 영토 회복 운동도 제국의 힘을 약화시켰다. 콘스탄티노플은 또다시 수차례의 지진에 의해 파괴되었다. 여기에 최악의 전염병이 동로마 제국을 강타했다.

서기 540년, 유스티니아누스 황제Justinianus I(483~565년) 시절 발생한 강력한 대역병大疫病, the great plague은 선페스트였다. 이 전염병은 남부 이집트에서 발생하여 팔레스타인으로 퍼져나갔다. 그 후 콘스탄티노플(이곳은 그 당시 동로마 제국의 수도였다)로 옮겨온 것이다. 당시의 주요한 통상로를 따라 퍼져나간 것이다. 당시는 가뭄과 대열파great heat-wave가 기승을 부리는 가운데 간헐적으로 큰 폭풍이 불던 습윤한 시기였다. 541년, 유스티니아누스 황제가 페르시아와의 전쟁에서 돌아왔다. 그는 백성이 하루에 1만 명씩 죽어가고 있다는 사실을 알고는 기겁했다. 설상가상으로 유스티니아누스 황제 자신도 이 병에 걸렸다. 그를 대신해 그의 아내 테오도라Theodora가 제국을 통치했다. 황제는 건강을 되찾지 못하고 남은 생애 동안 언어장애에 시달렸다. 542년까지 위대한 도시 콘스탄티노플의 거주민 중 40%가 이 전염병으로 사망했다. "전염병은 그 전에는 결코 체험하지 못했던 대규모 사망을 야기했다. 콘스탄티노플과 다른 도시의 상거래와 수공업이 거의 망할 지경이 되었다. 제국의 인프라는 붕괴되었고, 전체 마을들이 공동화空洞化되었다"라는 기록이 있을 정도였다. 페스트는 점차적으로 강도는 낮아졌지만 콘스탄티노플에서 멈추지 않고 북쪽과 서쪽으로 계속 확산되었다. 마지막 사례가 보고된 것은 590년경이었다. 비잔틴의 역사가 프로코피우스Procopius는 선페스트는 "전 인류를 거의 멸종시킬 뻔했던 전염병"이라고 기록하고 있다. 540년대의 선페스트는 동로마 제국 몰락을 촉진시킨 결정적인 타격이었다. 그리고 페스트는 동로마 제국의 멸망뿐 아니라 역사를 바꿔놓았다. 중세시대의 문을 연 것이다.

3. 세계 언어의 역사를 바꾼 선페스트와 기후

"마을은 황폐해진 모습으로 신음하고 있었고, 사방에 시체가 널려 있었다. 묻어줄 사람 하나 없는 시체들은 쩍 갈라져 길거리에 방치된 채 썩어갔다. 그 어디를 돌아봐도 온통 썩어 들어가고 있는 시체들뿐이었다."

에페소의 요한John of Ephesus(507~588)이 기록한 이 끔찍한 상황은 서기 541년에 발생한 전염병인 페스트로부터 시작되었다. 이때 발생한 선페스트는 역사를 바꾸는 원인이 되었다. 이 병으로 영국 본토에서 벌어졌던 켈트족Celts과 앵글로색슨족Anglo-Saxons의 전쟁이 끝났다. 이로써 세계의 역사는 영어를 사용하는 국가가 주도하게 되었다.

전 세계에서 가장 많은 국가들이 사용하는 언어가 영어다. 영어는 현재 영국 본토인 브리튼Britain 섬에 살았던 앵글로색슨족의 언어다. 그런데 브리튼에 살았던 원주민은 잉글랜드 사람이 아니라 켈트족이었다. 켈트족은 449년 영국 본토를 침략해온 앵글로색슨족 때문에 서쪽으로 이주하기 시작했다. 몇 십 년에 걸쳐 앵글로색슨족의 공격이 이어졌다. 켈트족은 산악 지역인 서쪽의 웨일스Wales와 북쪽의 스코틀랜드Scotland로 피신해 대항했다.

물자가 부족했던 켈트족은 살아남기 위해 프랑스와 스페인, 그리고 지중해 사람들을 교역 상대로 택했다. 그런데 그것이 비극의 씨앗이었다. 콘스탄티노플을 폐허화시키고 서북진하던 선페스트가 영국의 웨일스와 스코틀랜드에 상륙한 것이다. 무역선의 화물칸에 숨어 있던 쥐들에 의해 선페스트가 전파되었다. 그 결과 주로 지중해 사람들과 교역을 하던 서쪽의 켈트족이 선페스트에 심각한 피해를 입었다. 반면에 지중해와 교역을 하지 않았던 동쪽의 앵글로색슨족은 거의 피해를 입지 않았다.

비록 앵글로색슨족에 밀려 서쪽으로 쫓겨나기는 했지만 험준한 지형을 바탕으로 힘의 균형을 이루었던 역학관계가 깨져버린 것이다. 켈트족의 기사들이 선페스트로 떼죽음을 당하자, 앵글로색슨족은 대대적으로 켈트 지역을 공격했다. 마침내 켈트족이 지배하던 웨일스와 스코틀랜드 지역이 앵글로색슨족의 식민지로 변했다. 약 100년을 끌어온 켈트족과 앵글로색슨족의 전쟁은 허무하게도 이 전염병 때문에 결정지어졌다. 이것이 대영제국의 시초였다. 영어를 사용하던 앵글로색슨족은 아일랜드와 웨일스, 스코틀랜드를 점령했다. 그 이후 북아메리카, 카리브 해, 인도, 호주까지 세력을 확장했다. 고고학자 데이비드 키스David Keith는 선페스트가 켈트족과 앵글로색슨족의 전쟁 승패와 그 이후의 세계 역사에 미친 영향력을 이렇게 말한다. "수세기에 걸쳐 도미노처럼 여러 국가들이 줄줄이 대영제국에 편입되게 된 배경에는 6세기의 기후와 전염병이 있었다. 간단히 말해서 그 이후 세계의 역사를 바꿔놓는 데 가장 결정적인 요인으로 작용한 것은 기후와 전염병이었던 셈이다."

그렇다면 세계 언어 권력의 향방을 바꿔놓은 전염병을 유발한 원인은 무엇이었을까? 그것은 바로 날씨였다. 535~536년에 역사상 가장 큰 자연재해 중 하나가 일어났다. 대형 화산의 폭발로 추정되는 이 재해로 동아프리카에는 극심한 가뭄이 발생했다. 가뭄으로 농작물이 말라 죽었다. 곡식의 낟알을 먹고 살던 쥐들이 죽어갔다. 다음으로 그러한 설치류를 먹고 살던 조금 더 큰 동물들이 죽었다. 그러나 급격한 기상의 변화로 가뭄이 끝났다. 많은 양의 비가 내리면서 식물들이 급속도로 자라기 시작했다. 성장과 번식이 빠른 쥐는 금방 개체수를 회복했다. 그러나 쥐를 먹고 사는 조그만 육식동물들이 개체수를 회복하는 데는 시간이 조금 더 걸렸다. 쥐들의 포식자가 서서히 개체수를 늘려가는 사이 쥐들은 기하급수적으로 늘어갔다. 동아프리카의 쥐 한 쌍은 최적의 환경에서 1년에 1,000마리의 새끼를 낳을 수 있다. 결국 아주 짧은 기간에 동아프리카는 쥐들로 넘쳐나게 되었다.

쥐는 전염병균에 대한 면역성을 가지고 있었다. 그러나 쥐의 몸에 기생하는 벼룩은 전염병균에 대한 면역성이 없었다. 전염병에 감염된 쥐의 피를 빤 벼룩들이 병에 걸리면서 벼룩들이 무차별적으로 다른 동물의 피를 빨았다. 선페스트를 전달하는 벼룩은 기온이 20~32℃ 범위로 온난할 때 급속히 번식한다. 또한 벼룩의 수명은 상대습도가 30% 이하가 될 때가 습도가 90% 이상일 때에 비해 4분의 1로 감소한다. 즉, 기온이 높고 습도가 높을수록 전염병을 옮기는 벼룩은 더 맹위를 떨치는 것이다. 당시의 기후는 벼룩이 급속히 번식하고 맹위를 떨칠 수 있는 조건이었다. 쥐의 벼룩이 다른 동물의 피를 빠는 과정을 통해 무역선의 화물칸에 살고 있던 곰쥐black rat, ship rat에게 전염병이 퍼졌다. 곰쥐들은 무역선을 타고 지중해를 건너 유럽에 상륙했다. 앵글로색슨족과 켈트족의 전쟁에 결정적 영향을 준 것은 선페스트였다.

선페스트로 인해 지배적인 세계 언어로 떠오른 것은 바로 영어다. 그들의 이웃 민족인 켈트족이 이 전염병으로 무너질 때 앵글로색슨족은 공격하여 승리한 후 대영제국을 건설했다. 그리고 그 이후 세계에 많은 식민지를 건설한다. 이로써 이들이 사용하는 영어가 세계를 지배하게 된 것이다. 이에 비해 웨일스어를 사용하는 켈트 원주민은 겨우 32만 명밖에 되지 않는다. 그러니 영어가 세계어가 된 것은 선페스트 때문이라고 말해도 절대 지나치지 않다.

4. 14세기에 전 세계를 다시 휩쓴 선페스트

14세기에 선페스트가 다시 전 세계를 강타했다. 이 사건은 가뭄과 대열파great heat-wave가 있던 연도와 관련이 있다. 또 당시는 간헐적인 큰 폭풍이 있던 습윤한 시기였다. 1332년에 중국의 호우와 하천이 대범람했다. 대범람은 쥐 등 설치동물들의 서식지를 파괴했고 설치류들이 새로운 지역을 찾아 헤매기 시작했다. 1333년에 가뭄과 기근이 중국을 덮쳤다. 폭풍우와 지진, 홍수, 메뚜기떼, 유행병도 닥쳤다. 여기에 선페스트가 발생해 700만 명이 죽었다.

선페스트는 약 70년간 중국을 휩쓸었다. 1400년까지 중국 인구 절반인 6,500만 명이 죽었다. 이후 기후가 변하기 시작했다. 건조하고 바람이 많이 부는 날씨가 계속되었다. 물과 초원의 풀이 사라지자 몽골족들이 식량과 물을 찾아 이동하기 시작했다. 당시 페스트균을 보유하고 있던 설치류들이 같이 이동했다. 몽골군은 유럽으로 향했다. 유럽의 접경 지역인 카파Caffa에서 몽골족은 강한 저항을 받았다. 이곳에서 몽골군은 선페스트로 절반 이상이 죽자, 후퇴하기로 결정했다. 대신 그들은 잔인한 방법을 택했다. 페스트로 죽은 시체를 카파의 성 안에 투석기로 던져 넣은 것이다. 이로 인해 유럽은 다시 대역병의 시대를 맞는다. 카파는 선페스트가 유행하면서 수많은 사람들이 죽어나갔다. 그곳에서 무역을 하던 제노바Genova 상인들은 배를 타고 시칠리아Sicilia 섬으로 도망쳤다. 페스트는 이탈리아 반도로 퍼져나갔다. 이어 지중해를 통해 유럽의 거의 모든 지역에 퍼져나갔다. 프랑스 파리에서는 하루에 800명이, 오스트리아 빈Wien에서는 600명이 죽었다. 1348년 12월에 선페스트가 영국에 도착했다. 영국의 공동묘지도 시체들로 넘쳐났다. 그리고 곧 노르웨이, 스웨덴, 프로이센, 아이슬란드, 그리고 그린란드까지 퍼졌다. 당시 유럽 기후는 열파가 지배하는 가운데 큰 폭풍이 자주 내습했던 고온다습한 시기였다. 이런 기후 조건은 불에 기름을 붓는 격이었다. 기후 조건이 전염병의 확산에 큰 영향을 미친 것이다. 1351년에 교황 클레멘트 6세Pope Clement VI(1295?~1362)의 사제들은 유럽 인구의 3분의 1인 2,384만 명이 전염병으로 사망했다고 추정했다.

선페스트는 유럽만 강타한 것이 아니었다. 카파에서 전염병으로 감염된 일부 제노바 상선들은 이집트의 나일Nile 강 입구로 갔다. 이집트 지역은 몇 달이 채 지나지 않아 알 수 없는 역병으로 사람들이 죽기 시작했다. 중동 지역으로 퍼진 선페스트는 엄청난 사망자를 가져왔다. 이슬람 문명권인 중동 지역의 사망률도 매우 높았다. 이 지역에서도 인구의 3분의 1이 사망했다. 질병이 발병하기 전, 인구가 약 50만 명이었던 카이로Cairo는 1347년 10월에서 1349년 1월 사이에 인구가 20만 명으로 줄었다. 나일 강 삼각주 지역으로 이어지는 대상들의 길 위에는 도처에 시체들이 깔려 있었다고 한다. 선염병과 뒤따른 기근이 이슬람 역사상 이집트를 덮친 가장 무시무시한 재앙이었다.

당시 유럽은 선페스트가 유행하기 좋은 기후 조건 외에도 사회적인 조건도 최악이었다. 14세기에 접어들면서 유럽의 인구는 7,300만 명으로 증가했다. 도시는 혼잡하고 더러운 오물로 가득했다. 하수도 시설이 제대로 갖춰지지 않아 생활 쓰레기는 길에 쌓여 썩어갔다. 기온이 낮아지면서 겨울은 더욱 가혹해졌고, 곡식 생산은 줄어들었다. 사람들은 굶주리기 시작했고, 면역력이 크게 낮아졌다. 게다가 의학 기술은 전혀 발전하지 못했다. 1300년 이후 교황 보니파키우스 8세Benedetto Caetani Bonifacius VIII(1235?~1303)는 인체 해부를 전면적으로 금지했고, 의사들은 기원전 5세기 그리스의 의학자 히포크라테스Hippocrates(기원전 460?~기원전 377?)와 기원후 2세기 로마의 의학자 갈레노스Claudios Galenos(129~199)가 쌓은 1000년도 더 된 오래된 의학 지식에 의존해야 했다. 의학 지식과 경험이 부족한 의사들은 선페스트를 치료하기 위해 기본적인 방법밖에는 사용하지 못했다. 면역력의 저하와 수준 낮은 의료 기술이 수많은 사람들을 죽음으로 몰아넣은 것이다.

쥐들이 옮기는 또 다른 전염병, 유행성 출혈열

페스트와 유행성 출혈열Epidemic hemorrhagic fever과 비슷한 점은? 쥐가 옮긴 다는 것과 사망률이 높다는 점이다.

"가을 가는데 / 저 풀꽃 어쩌지 / 오늘은 한로 / 마음 놓고 벗어던진 / 푸른 몸 / 적시는 은빛 이슬…"(홍해리의 시 「한로」 중) 여름 햇살이 좋아 생각 없이 푸른 몸 벗었는데, 벌써 찬이슬이 내린다. 이슬에 젖을 풀꽃 하나의 안부를 걱정하느라 밤새 잠 못 이루는 사람이 바로 서정抒情을 잘 그려낸 시인이다. 하지만 이슬에 젖은 풀잎 사이의 쥐 배설물을 걱정하는 사람들이 있다. 농부와 군인들이다. 유행성 출혈열 때문이다.

쥐가 온 몸에 묻혀 다니는 배설물에는 엄청난 바이러스가 섞여 있다. 쥐가 돌아다니는 풀이나 숲에는 쥐의 배설물에서 나온 바이러스가 우글 거린다. 그런데 이 바이러스가 가장 활동하기 좋은 날씨가 바로 가을이 다. 이때 수확을 위해 밭이나 들에서 일하는 농부들이나 포복, 매복을 해 야 하는 전방 지역 장병들에게 바이러스가 침투하기 좋다.

유행성 출혈열은 신장 기능 이상을 동반한다. 그렇기 때문에 '신증후 성 출혈열hemorrhagic fever with renal syndrome'이라고도 부른다. 쥐를 매개로 감염되는 공기전파식 바이러스성 전염병이다. 등줄쥐의 배설물이 건조되면서 바이러스가 공기 중에 퍼져서 호흡기로 감염되는 것이다. 신증후성 출혈열은 1998년 이후 점차 증가를 보이며, 2013년(527명)을 제외하고 300~400명 사이에서 증가와 감소를 반복하고 있다. 2015년에는 384명으로 전년(344명) 대비 11.6% 감소했다.

이 병의 특징적인 증상은 발열, 오한, 두통, 근육통, 설사, 출혈증상, 안면 홍조, 결막 출혈 등이다. 이 병은 변화가 많다. 처음에는 열이 심하고 얼굴이 벌게지고 눈이 충혈되고 근육통이 심하다. 그러다가 열이 떨어지고 증상이 없어진 후에 갑자기 혈압이 떨어지고, 그 뒤로는 소변이 나오지 않는다. 이후로 신기능이 회복되면서 이뇨기를 거쳐 회복되는 병이다. 감기로 오진하는 경우가 많아 치료 시기를 놓치는 경우가 있다. 이럴 경우 호흡부전, 급성신부전증, 저혈압, 쇼크 등으로 숨질 수도 있다.

유행성 출혈열 환자는 안정이 가장 중요하다. 아직 유행성 출혈열의 원인 바이러스를 없애는 효과적인 치료법은 발견되지 않았다. 그러므로 병의 단계별로 적절한 대증요법[23]을 사용하여 치료한다. 유행성 출혈열이 발생하는 때는 기온이 낮아지는 10월부터다. 이 기간 동안에는 불필요한 야외활동을 피하는 것이 좋다. 특히 풀밭에 눕거나 그곳에서 잠을 자거나 침구나 옷을 풀밭에 말리는 것은 반드시 피해야 한다. 야외활동을 한 후에는 옷의 먼지를 털고 목욕을 하는 것도 예방에 좋다.

---

23 어떤 질환의 환자를 치료하는 데 있어서 원인이 아니고, 증상에 대해서만 실시하는 치료법.

Chapter 4

황제를 죽인 독감

1. 개요

"날씨가 추워지면 폐렴이라는 손님이 마을을 쏘다니면서 그 칼날 같은
손가락으로 여기저기 사람들을 만지고 다닌다."

오 헨리O. Henry의 「마지막 잎새」에 나오는 말이다. 날씨가 추워지면 왜
독감이 판을 치는 것일까? 추위가 사람들의 저항력을 떨어뜨리기 때문
이다. 겨울에는 신체 유지에 필요한 에너지가 30%가량 더 든다. 체력 소
모가 많아지기에 발병 확률이 높아진다. 다른 이유로는 추위가 기관지
를 수축시켜 폐와 기도에 부담을 주기 때문이다. 대기 중에 습도가 낮아
감기 바이러스가 활개를 치는 것도 또 하나의 이유다.

1918년 3월 스페인독감이 전 세계를 휩쓸면서 무려 5,000만 명이 죽
었다. 제1차 세계대전의 사망자 수보다 무려 3배나 많은 숫자였다. 우리
나라에서는 이 독감을 '무오년 독감戊午年 毒感'[24]으로 부르는데 14만여 명

---

[24] 발생원은 1918년 3월 미국 시카고(Chicago) 부근이었으며, 고병원성으로 발전한 것은 1918년
8월 15일경 아프리카 서해안의 영국 보호령 시에라리온(Sierra Leone)의 수도 프리타운(Freetown)

이 희생되었다. 1997년 홍콩에서 발생했던 조류독감^AI은 조류만 아니라 사람도 죽으면서 문제가 되었다. 2010년 겨울 발생한 신종플루^H1N1는 전 국민적인 공포신드롬^25을 가져왔다. 그런데 독감과 조류독감, 신종플루의 발생 시기와 증세는 상당히 비슷하다. 첫째, 건조하고 추운 계절에 주로 발생한다. 둘째, 38℃ 이상의 고열과 기침, 인후통과 호흡곤란을 동반한다. 셋째, 호흡기 기능과 면역력이 약한 노인과 영유아, 면역저하자, 심폐질환자 등 고위험군에서는 합병증의 빈도가 높게 나타난다는 점이다. 2013년에 개봉했던 우리나라 영화 〈감기〉를 보자. 사상 최악의 바이러스가 대한민국을 덮친다. 호흡기로 감염되고, 감염속도는 초당 3.4명, 치사율 100%의 유례없는 최악의 바이러스가 대한민국에 발병한 것이다. 대재난 속에서 살아남기 위한 사람들의 목숨 건 사투를 그린 영화였다. 물론 '영화'라는 특성상 과학적 사실과 맞지 않는 과도한 설정이 포함되어 있기는 하다. 그러나 관객들로 하여금 경각심을 불러일으키기에 충분했다.

2. 독감이란?

그렇다면 독감이란 무엇일까? 독감은 인플루엔자 바이러스에 의해 발생하는 급성 호흡기 질환을 말한다. 독감^influenza은 '영향^influence'을 뜻하는 이탈리아어에서 나왔다. 별과 행성이 인간의 생활에 영향을 미친다는 점성학에서 나온 것으로 추정된다. 인플루엔자 바이러스는 지금까지 4가

부근으로 추정된다. 전 세계 인구의 약 3~6%가 죽었으며, 일부는 걸린 지 2~3일 만에 사망에 이르는 경우도 있었다. 이 바이러스로 인해 1918년과 1919년 사이에 2,500만~5,000만 명이 희생된 것으로 알려졌는데, 이는 제1차 세계대전의 사망자 수보다 3배나 많은 숫자다.

25 하나의 공통된 질환, 장애 등으로 이루어지는 일군의 증상.

지 형태가 발생했다. 죽음으로까지 이끌며 전 세계적인 유행을 일으킨 A형, 국지적인 전염병을 일으키는 B형, 비교적 잘 발생하지 않고 증상도 가벼운 C형, 인간에 대한 병원성이 불명확한 D형이다. 독감은 보통의 감기와는 달리 고열, 전신근육통, 심한 두통 등을 가져온다. 그 뒤에는 무기력과 피로감 등의 증상이 수주간 지속되기도 한다. 독감에 의한 사망률은 낮은 편이지만 폐렴, 심근염, 뇌염 등의 합병증이 발생하면 고위험군에서의 사망률은 굉장히 높아진다.

독감 백신이 효과적으로 만들어지지 못하는 것은 바이러스가 변화하기 때문이다. 독감이 한번 유행할 때마다 인플루엔자 바이러스가 돌연변이를 일으킨다. 백신을 만들었다고 해도 다음번 독감이 발생하면 효과가 없는 이유는 바로 이 때문이다. 통상 독감은 10~15년 주기로 전 세계에 유행하고, 1~3년 주기로 소규모로 유행한다.

독감은 고대와 중세에도 존재했던 것으로 추정된다. 기원전 412년 히포크라테스가 독감 증상과 유사한 질병을 최초로 기록했다. 그러나 의학계에서 공식적으로 인정하는 최초의 독감이 발생한 것은 1387년 중세 유럽에서였다. 독감은 16세기에 유럽 전체에서 유행했다. 18세기와 19세기에도 5~10번 대유행했다. 1889년에는 러시아독감(H2N2형)이 퍼져 1년 만에 유럽 대륙에서만 25만여 명이 사망했다. 가장 유명한 독감은 스페인독감이다. 1918년 발병하여 최소 2,500만 명 이상의 목숨을 앗아갔다. 1957년에는 중국에서 시작된 아시아독감이 발병했다. 아시아독감이라 불리는 인플루엔자 바이러스(H2N2형 바이러스)가 1년 만에 전 세계적으로 100만여 명의 목숨을 앗아갔다. 1968년 홍콩독감으로 80만 명이 사망했고 1977년 러시아독감도 맹위를 떨쳤다. 이 모든 독감들은 조류 사이에서만 전염되던 독감 바이러스가 변종 인플루엔자 바이러스로 변했기 때문이다. 변종 바이러스가 인간을 공격하면서 발생한 세계적 전염병 사례다.

그렇다면 독감은 기후와 어떤 연관성이 있을까? 공교롭게도 크림전쟁 독감, 스페인독감, 아시아독감 등이 모두 기후변동이 심한 때 발생했다는 공통점을 가지고 있다. 평년보다 춥고 비가 많이 내렸던 때다. 2012년 미국 컬럼비아 대학 연구팀의 연구결과를 보자. 미 컬럼비아 대학교 연구팀의 제프리 셔먼Jeffrey Sherman은 "1918~1920년 스페인독감(4,000만~5,000만 명 이하 추정 사망자), 1957~1958년 아시아독감(100만~400만 명), 1968~1969년 홍콩독감(70만~100만 명), 2009~2010년 신종인플루엔자A(H1N1, 1만 8,000여 명)가 모두 라니냐가 발생한 이후 일어났다고 밝혔다. 라니냐가 독감 바이러스를 운반하는 야생 조류의 이동 양태를 바꾼 결과 이 같은 네 차례의 유행성 독감이 나타났을 수 있다고 주장한 것이다. 이 연구는 2013년 미 국립과학원회보PNAS, Proceeding of the National Academy of Sciences에 실렸다.

라니냐[26]는 동태평양 적도 부근 해수면에 나타나는 이상저온 현상으로, 세계 각지에서 기상이변을 초래한다. 라니냐는 야생 조류의 이동경로, 기착지, 털갈이 시기를 변화시킨다. 이에 따라 평소 어울리지 않던 조류들이 서로 섞이면서 유전적으로 변형된 신종 바이러스를 만들어낸다. 이 신종 바이러스가 이에 대한 면역체계를 갖추지 못한 인간을 감

---

26 적도 무역풍이 평년보다 강해지면 서태평양의 해수면과 수온은 평년보다 상승하게 되고, 찬 해수의 용승 현상 때문에 적도 동태평양에서 저수온 현상이 강화되어 엘니뇨의 반대 현상이 나타난다. 이러한 현상을 라니냐(스페인어로 여자아이라는 뜻)라고 한다. 〈출처: 라니냐(La Nina), 기상백과, 기상청〉

염시킨 것이다. 컬럼비아 대학교 연구팀의 제프리 셔먼은 2009~2010년 유행한 H1N1의 경우도 야생 조류가 닭, 오리에 영향을 주어 변종 바이러스를 만들었기 때문으로 추정했다. 지금까지 독감과 관련된 기후나 날씨의 영향 등에 관해 명확한 논문은 없었다. 그러나 이번 제프리 셔먼 교수의 연구는 독감이 기후와 상당히 밀접할 수 있다는 증거를 제시했다. 이런 연구를 통해 변종 독감에 대한 사전 예방과 대책이 가능해진 것은 큰 수확이 아닐 수 없다.

3. 역사를 바꾼 독감

첫 번째 사례는 크림전쟁독감이다. "광명의 천사", "사랑과 헌신과 기도로 죽어가는 병사들을 살린 성녀", 그 어떤 찬사도 나이팅게일Florence Nightingale의 삶을 표현하기에는 부족할 것 같다. 크림 반도의 전쟁터에서 젊은 병사들이 혹독한 추위로 인한 독감과 페스트로 비참하게 죽어가고 있었다. 그 소식을 들은 나이팅게일은 간호사 38명을 이끌고 야전병원에 부임한다. 그 후 헌신적 치료로 52%에 이르던 부상병 사망률을 2%까지 낮추는 데 성공한다. 죽음을 기다릴 수밖에 없었던 부상병들에게 그녀는 하나님이 보내준 구원의 천사였을 것이다.

크림 전쟁은 승자도 없는 비참한 전쟁의 잔학성을 단적으로 보여준 전쟁이었다. 그럼에도 이 전쟁은 역사에 크게 기록된다. 이 전쟁을 통해 현대 의료체계가 자리를 잡았고, 적십자가 탄생했기 때문이다. 크림 전쟁이 벌어졌던 당시의 기후를 살펴보자. 유럽의 소빙하기 기간이었던 이 당시에도 춥고 변덕스런 날씨가 계속되었다. 1820, 1830년대의 기록에도 상당히 추웠던 것으로 나타나고 있다. 계속되는 소빙하기의 추위와 습윤한 날씨, 뒤이은 가뭄 등으로 농작물의 생산이 급격히 줄었다. 프랑스 대혁명에 이어 나폴레옹 전쟁으로 유럽의 많은 국가들의 경제가 피폐해질 대로 피폐해졌다. 여기에다가 동남아시아의 탐보라 화산이 1815년 폭발했다. 이 화산의 영향으로 기상학에서 그 유명한 '여름이 없는 해'가 전 세계적으로 발생했다. 세계적인 대기근이 발생했다. 발진티푸스와 콜레라가 창궐했다. 크림 전쟁이 일어나기 전, 유럽은 현저한 추위와 다습한 날씨가 기승을 부렸고, 화산재로 인한 대기근과 강력한 전염병이 강타했다. 이런 상황을 염두에 두고 크림 전쟁을 살펴보기로 하자.

1854년 11월 10일부터 기압골이 통과하면서 흑해Black Sea의 날씨는 매우 나빠지기 시작했다. 특히 14일 아침부터는 폭풍이 몰아치기 시작했다. 강력한 폭풍우는 참호 안을 물로 채웠다. 한파가 내습하면서 러시아 병사들은 참호 안에서 독감과 저체온증으로 죽어갔다. 질병에 사망한 러시아 병사 수가 전투로 사망한 병사 수보다 훨씬 많았다. 기압골이 통과한 후 대륙성 고기압이 확장하면서 맹추위가 닥쳤다. 수송선이 침몰해 의복과 식량보급이 제때 이루어지지 못했다. 여기에 전염병이 만연하자 병사들의 고통은 이루 다 말할 수 없었다. 순식간에 1만 3,000명이 독감에 걸렸고, 아무런 치료도 받지 못한 채 죽어갔다. 발라클라바Balaclava 만을 덮친 폭풍우로 인한 비극은 실로 처참한 것이었다.

폭풍우와 추위는 영국의 내각을 총사퇴하게 만들었다. 러시아의 황제까지 독감에 걸려 죽었다. 결국 1855년 9월 11일 러시아군이 자신들의 기지인 세바스토폴Sebastopol 요새를 폭파하고 전함들을 침몰시킨 뒤 북쪽으로 철수하면서 이 전쟁은 끝을 맺는다. 러시아 황제를 죽음으로 몰고 갔던 독감은 일반 병사들을 무수히 쓰러뜨리면서 결국에는 전쟁을 끝내게 만든 것이다. 독감이 역사를 바꾼 흥미로운 사례다.

두 번째 사례는 제1차 세계대전에서 발생한 독감이다. 1914년부터 1918년까지 제1차 세계대전 기간 중에 무려 1,500만 명이 죽었다. 그 중 900만 명이 전쟁터에서 사망했다. 전쟁이 끝나기 전 지금까지 경험해보지 못한 전염병이 휩쓸었다. 스페인독감이다. 당시 이 스페인독감에 걸린 사람들은 거의 폐렴으로 진행되면서 죽어갔다. 몸의 조직에서 산소가 빠져나가 환자의 피부는 죽기 전에 짙은 보랏빛으로 변했다. 이를 두고 보랏빛의 비극이라고 한 것은 바로 이 때문이다. 어떤 군대도 스페인독감보다 강력한 전염병을 만난 적이 없었다.

최초로 기록된 스페인독감의 발원지는 1918년 3월 미국 캔자스 주의 포트 라일리Fort Riley였다. 스페인독감은 대서양을 바로 건넜다. 처음에는 연합군이 독감으로 고통받는다는 정보를 들은 독일의 에리히 루덴도르프Erich Ludendorff 장군이 무척 좋아했다고 한다. 그는 빌헬름 황제Kaiser Wilhelm II(1859~1941)에게 스페인독감으로 승리하게 될 것이라고 보고했다. 그러나 독일군도 스페인독감을 피해갈 수 없었다. 스페인독감은 독일군을 무수히 쓰러뜨리기 시작했다. 전쟁을 수행하기 힘들 정도였다. 전쟁은 계속되었지만 이미 결과는 예정되어 있었다. 독감이 제1차 세계대전을 종결시키는 데 막대한 역할을 한 것이다. 1918년 8월에 스페인독감은 다시 세계적인 전염병으로 모습을 드러냈다. 제2차 대유행이었다. 아프리카에서 시에라리온, 프랑스, 그리고 미국 매사추세츠의 군인들 사이에서 동시다발적으로 나타나 급속히 퍼져나갔다. 제1차 세계대전은 끝났지만 전 세계적인 독감의 창궐은 수많은 사람들을 죽음으로 내몰았다. 스페인독감으로 미국에서 50만 명이 죽었고, 인도에서만

2,000만 명이 죽은 것으로 추정된다. 전 세계적으로는 최소 2,000만 명에서 최대 1억 명이 죽은 것으로 알려져 있다. 스페인독감이 후에 의학자들의 관심을 끈 것은 기존의 독감과 다르다는 점 때문이었다. 대부분의 유행성 독감은 노약자를 죽음으로 몰고 간다. 그런데 스페인독감은 스무 살에서 서른 살의 젊고 건강한 청년들에게 가장 치명적이었다. 최근 그 당시 스페인독감이 조류독감이었다는 연구 결과도 있다.[27]

　스페인 독감은 수많은 사람들을 죽음으로 몰고 가면서 세계의 역사를 바꾸었다. 제1차 세계대전 막바지에 전쟁을 끝나게 만든 주역이었기 때문이다. 독감은 종전을 가져온 주연이자 베르사유 평화조약을 체결시키는 중요한 역할을 했다. 이보다 중요한 것은 오늘날의 세계 독감 감시체계를 만드는 일을 했다는 것이다. 또한 사람들이 가을이면 독감예방접종을 하게 만드는 데 큰 역할을 했다. 그러나 가장 중요한 것은 독감에 대한 연구에 박차를 가하게 만들었다는 점이다. 이때 발명된 항생제는 의학계의 혁명이었고, 현대적인 의료체계를 세우게 하고 적십자의 창설을 이끌었다.

4. 독감 예방 노력

스페인독감이 가져온 가장 큰 공은 세계 독감 감시망이 만들어진 것이다. 이 감시망은 다른 범유행병의 재발을 막기 위해 만들어졌다. 이젠 감시망에 소속된 과학자들이 매년 독감 발생의 특징을 분석하고 평가한

---

27 최근 들어 조류독감에 대해 과학자들이 긴장하는 것은 1918년의 스페인독감 원인 때문이다. 지금까지는 스페인독감의 원인이 밝혀지지 않았다. 최근에 미국의 연구팀이 1918년에 스페인독감으로 죽은 사람의 폐에서 독감 바이러스를 채취해 이를 재생시키는 데 성공했는데, 이 독감 바이러스가 H1N1으로 지금의 조류독감과 같은 종류라는 것이 밝혀졌다.

다. 이 정보는 백신 개발을 위해 제약회사들에게 제공된다. 스페인독감 후에 치명적인 독감이 크게 유행하지 않고 지나간 것은 이들의 공로 덕분이다. 1957년 아시아독감, 1968년 홍콩독감, 1991년 홍콩조류독감, 2004년 아시아조류독감은 모두 사람에게 전염되었다. 이 중 2004년 아시아조류독감은 보균 가능성이 있는 닭을 모조리 살처분함으로써 진정되었다. 2001년 이후 미국의 질병통제센터는 국제 신종 전염병 퇴치 프로그램을 실시하여 독감 감시에 획기적 공을 세웠다. 2003년 태국에서는 지금까지 없었던 독감의 범유행을 경고했다. 바로 이것이 중증급성호흡기증후군(사스SARS)이다. 이 중증급성호흡기증후군(사스)의 범유행은 전 세계 과학자들의 긴밀한 협력으로 진정되었다. 세계적인 독감 감시망이 있었기 때문에 가능한 일이었다. 과학자들은 기후변화로 인해 점점 더 독감의 다양한 변종이 발생할 것이라고 예상한다. 만약 인류가 손쓰기 어려운 독감 바이러스 변종이 나온다면 10억 명 이상의 희생자도 나올 수 있다고 말한다.

어떻게 해야 변종 독감 바이러스에 걸리지 않을까? 제1차 세계대전 중 스페인독감의 사례를 보자. 병사들은 위생이 열악한 유럽 전선의 참호 속에 집단으로 갇힌 채 지루한 전투를 벌였다. 면역력이 극도로 떨어진 병사들은 독감 바이러스에게 최적의 인큐베이터incubator나 다름없었다. 군인들의 몸속에 들어간 조류독감 바이러스는 유전자 변형을 일으키며 전염성이 강한 새로운 변종 바이러스로 발전했다. 그리고 수천만 명의 희생자를 만들어냈다. 변종 바이러스에 대처하는 개인적 방법은 면역력을 높이는 방법 외에는 없다. 그런데 우리는 현재 지구온난화로 인한 급격한 기후변화시대에 살고 있다. 이런 급격한 기후변화는 인체의 면역력을 약화시킨다. 반대로 바이러스 등의 활동력은 오히려 높인다. 규칙적인 생활, 적절한 운동, 균형 잡힌 영양 섭취, 충분한 수면, 철저한 위생 등만 실천해도 독감 바이러스는 곁에 다가오지도 못할 것이다.

재미있는 팁 하나를 소개한다. "구글google이 독감을 예보한다!" 구글은 독감 환자가 늘면 '감기'와 관련된 단어를 검색하는 빈도가 증가한다는 패턴을 발견했다. 미국 질병통제예방센터CDC, Centers for Disease Control and prevention 데이터와 비교해보니 검색 빈도와 독감 증세를 보인 환자 숫자가 같이 증가했다. 구글은 데이터 분석을 바탕으로 웹사이트를 통해 시간 및 지역별 독감 유행 정보를 제공하기 시작했다. 구글의 정보가 미국 보건당국의 독감 발표보다 한발 더 빠르다 보니 미국 국민들은 구글에 열광한다. 인터넷에 유통되는 막대한 양의 정보를 분석해 유의미한 정보를 만들어내는 '빅데이터big data'28 시대의 한 모습이다.

---

28 데이터의 생성 양, 주기, 형식 등이 기존 데이터에 비해 너무 크기 때문에, 종래의 방법으로는 수집, 저장, 검색, 분석이 어려운 방대한 데이터를 말한다. 컴퓨터 및 처리기술이 발달함에 따라 디지털 환경에서 생성되는 빅데이터와 이 데이터를 기반으로 분석할 경우 질병이나 사회현상의 변화에 관한 새로운 시각이나 법칙을 발견할 가능성이 커졌다. 〈출처: 빅데이터(big data), 시사상식사전〉

독감만 무섭냐? 감기도 무섭다

감기로 죽은 위대한 철학자이자 정치가가 있다. 그의 이름은 F. 베이컨 Francis Bacon(1561~1626)이다. 그가 쓴 책 『신아틀란티스The New Atlantis』[29] 를 보면 그의 혜안에 그저 놀라울 뿐이다. 거의 400년 전에 이미 그는 잠수함이나 항공기를 글에 소개한다. 그리고 최첨단 과학기술이라 할 수 있는 유전자 조작술까지 언급하고 있다. 그러나 뛰어난 과학적 예지를 자랑하던 그가 죽은 것은 감기 때문이었다. 그는 암탉 한 마리를 눈 속에 묻은 후 고기가 부패하는 데 눈이 어떤 작용을 하는지를 알고 싶었다. 베이컨은 밤새도록 추위에 떨며 암탉을 관찰했다. 그리고 결국 감기에 걸려 죽고 말았다. 이 얼마나 아이러니컬한가?

감기에 걸리면 병원에 가는 것이 상책이다. 그러나 미리 예방할 수 있으면 더 좋지 않을까? 필자의 경우 기관지가 약해서인지 겨울에 기온이 내려가면 감기에 자주 걸린다. 추워도 감기에 걸리지 않는 방법이 없을

---

29 1627년 출판된 영국의 철학자 F. 베이컨의 저서. T. 모어(Thomas More)의 『유토피아(Utopia)』, T. 캄파넬라(Tommasso Campanella)의 『태양의 나라(Civitas Solis)』와 함께 근세 초엽의 3대 유토피아 소설이라고 한다. 『유토피아』와 『태양의 나라』가 사회조직에 중점을 두고 있는 데 반해, 『신아틀란티스』는 과학적 기술에 중점을 두고 새로운 과학기술의 발전에 의해 인간 생활의 큰 번영과 복지가 이루어질 수 있다고 보았다.

까? 미국 사우스캐롤라이나 대학교에서 발행하는《스포츠, 운동의학 및 과학》(2003년 8월호)에 따르면, "규칙적으로 운동하는 사람은 감기 걸릴 위험이 상당히 줄어든다." 연구팀이 평균 48세의 건강한 성인 남녀 547명을 대상으로 12개월간 신체활동과 감기에 걸린 횟수의 상관관계를 조사했다. 운동을 규칙적으로 하는 사람들은 이 기간 동안 평균 한 차례만 감기에 걸렸다. 이는 운동을 덜하는 집단에 비해 평균 23% 낮은 수치였다. 이런 경향은 전체 감기의 40%가 발생하는 겨울철에 더욱 두드러졌다. 운동을 많이 하는 사람의 경우 감기에 걸릴 위험이 32%까지 줄어든다는 것이다.

겨울철 감기를 예방하는 가장 좋은 방법을 소개해본다. 기온이 하강할 때는 신체를 따뜻하게 해준다. 외출 후 집에 돌아오면 손을 깨끗이 씻고 가능하면 양치질까지 해준다. 이것만 제대로 해주어도 감기는 90% 이상 예방할 수 있다. 만약 감기가 진행 중이라면 물을 충분히 섭취하는 것이 좋다. 비강을 비롯한 호흡기관에서 분비되는 점액이 충분히 흘러나와야 한다. 물을 충분히 섭취하면 바이러스를 비롯한 각종 나쁜 물질을 배출해내는 데 도움이 된다. 물을 많이 마시는 것이 좋은 또 다른 이유가 있다. 감기 바이러스가 체내에 침투하면 면역체가 바이러스와 싸우는 동안 열로 인체의 대사가 가속된다. 이런 경우 몸은 산소를 많이 필요로 하게 된다. 그러면 호흡이 빨라져 몸 안의 습기가 호흡에 섞여 빠져나가게 된다. 이 빠져나가는 습기를 보충하지 않으면 폐조직 손상 등 뜻하지 않은 큰 병으로 이어질 수 있다.

Chapter 5

노예해방을 가져온 황열

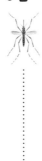

1. 개요

신대륙 발견은 유럽인들에게 황금의 기회였다. 이들은 신대륙에서 엄청난 금과 은을 착취했다. 여기에 더해 설탕 생산을 위해 광활한 플랜테이션plantation[30] 농장을 만들었다. 그런데 노동력이 문제였다. 신대륙으로 건너간 유럽인들이 옮긴 천연두와 전염병에 의해 원주민들이 몰살당했기 때문이다. 유럽인들은 머리를 짜낸다. 아프리카에 있는 흑인들을 신대륙으로 데려가 노예로 써먹겠다는 것이다. 이때부터 노예무역은 황금알을 낳는 산업이 되었다. 무려 2,000만 명의 흑인들이 신대륙으로 끌려갔다. 이들은 가장 열악한 노동 환경에서 짐승 같은 대접을 받으며 혹사당했다. 그런데 신대륙에 끌려온 아프리카 흑인들이 덤으로 가지고 온 것이 있었다. 바로 황열yellow fever이다. 황열은 아프리카에서 발생한 열대성

---

30 열대나 아열대 지방에서 자본과 기술을 지닌 서양인이 원주민이나 이주노동자의 값싼 노동력을 이용하여 무역품으로서 가치가 큰 향신료 작물, 고무, 차, 삼, 커피, 카카오, 사탕수수, 담배 등과 같은 특정 농산물을 대량으로 생산하는 경영 형태.

전염병이다. 흑인 노예들은 황열에 거의 면역이 되어 있었다. 그러나 백인과 유색인종 원주민들은 황열에 속수무책이었다. 상황이 거꾸로 되어 버린 것이다. 유럽인들은 그들이 가지고 온 전염병으로 신대륙 지배를 쉽게 할 수 있었다. 그러나 흑인이 가지고 온 이 병으로 인해 노예해방을 시킬 수밖에 없었다. 황열이라는 전염병이 역사와 문화를 바꾼 것이다.

2. 황열이란?

황열은 모기에 의해서 매개되는 아르보바이러스arbovirus를 병원체로 하는 감염 증상이다. 잠복 기간은 3~6일이다. 갑작스런 발열과 두통 이후에 통증, 허탈감, 구토 증상이 나타난다. 중증인 경우 몇 시간~2일 후에 발열, 신장 손상, 흑색 구토, 하혈, 황달 등의 증상이 나타나면서 죽음에 이르기도 한다. 황열은 이동 가능한 아프리카 질병이라고 부르는데, 이는 노예의 이동에서 발생했기 때문이다. 아프리카에서 흑인을 사로잡은 배가 떠나면 1주일 후에 환자들이 발생하기 시작한다. 심각한 경우에는 고열과 격심한 두통, 오한, 지독한 근육통에 시달린다. 이윽고 코와 입에서 피를 쏟게 된다. 피는 위 속에 모여 응고되어 검어진다. 검은 피는 구토와 함께 밖으로 배출된다. 간이 약해지고 피부는 노란색으로 변한다. 독성기로 접어들면 환자의 절반 정도는 14일 이내에 사망한다.

황열이 모기에 의해 전염된다는 사실은 파나마 운하 공사 전까지는 확인이 되지 않았다. 쿠바 의사 카를로스 핀레이Carlos Finlay가 모기에 의한 바이러스의 매개로 황열이 발생한다고 최초로 주장했다. 그리고 미 군 의관이었던 월터 리드Walter Reed가 파나마 운하 건설을 위해 모기 방역 대책을 실시해 효과를 거두었다. 그러면서 핀레이의 이론이 옳다는 것이

증명되었다. 미국 미생물학자 막스 타일러Max Theiler가 황열 백신을 개발
했고, 이 공로로 타일러는 1951년에 노벨 의학생리학상을 수상했다.

인류의 기원은 아프리카라고 인류학자들은 말한다. 인류가 아프리카
에서 전 세계로 퍼져나갔다는 것이다. 전 세계로 퍼져나갈 당시 황열이
있었는지 여부는 알지 못한다. 그러나 인류는 자기가 정착하는 곳에서
병원균이나 바이러스와 함께 살아간다. 특히 대륙 간의 이동이 적었던
16세기에는 이런 현상이 심했다. 유럽인들에게 천연두는 면역이 이루어
진 전염병이었다. 그러나 북미나 남미, 그리고 중미의 원주민에게는 이
런 전염병에 대한 면역력이 없었다. 면역력이 없는 사람에게 전염병은
치명적이라는 사실은 유럽인들의 신대륙 정복에서 잘 나타난다. 그런데
아프리카에 사는 흑인들에게는 백인들이 갖지 못한 면역체계가 있었다.
아프리카에 서식하는 병원균이나 바이러스에 절묘하게 적응했다는 것
이다. 대표적인 것이 말라리아, 황열, 회선사상충증onchocerciasis, 코끼리피
부병elephantiasis 등이다. 유럽인들이 아프리카를 점령하려고 갔을 때 그들
은 토착 전염병과 바이러스에 속수무책이었다. 수많은 유럽인들이 왜인
지도 모르고 죽어갔다. 서아프리카에서 열대 토착 전염병으로 많은 유
럽인들이 죽자, 그 지역은 '백인의 무덤'이라는 별명을 얻었다. 대부분의
유럽인들은 아프리카에 도착한 지 1년도 되지 않아 거의 죽었다.

황열은 아프리카에서 신대륙으로 항해하던 배들을 무자비하게 휩쓸
어버렸다. 어떤 때는 배에 탄 선원 전원이 전염되었으며 평균적으로 5분
의 1 정도가 죽었다고 한다. 이 병이 왜 생기는지를 전혀 몰랐던 유럽인
들은 병을 막기 위해 열성적인 기도에 매달렸다. 당시 최신 기술로 알려

진 갈레노스$^{Gal\bar{e}nos}$[31]식 치료법을 썼다. 그러나 아무런 소용이 없었다. 그런데 유럽인들이 이해할 수 없었던 것은 이 병이 흑인 노예들에게는 거의 생기지 않는다는 것이었다. 악명이 높은 노예선 라 아미스타드 호^{la} ^{amistad}의 반란[32]도 백인 선원이 황열로 죽어 수적으로 노예들이 많아졌기 때문에 일어났다고 한다. 이런 현상은 신대륙에서도 마찬가지였다. 특히 플랜테이션 농장이 많이 만들어진 서인도 제도에서 심했다. 백인들이 이 병으로 죽어가면서 흑인 노예들은 수적으로 엄청난 우위에 설 수 있었다. 결국 이런 것이 아이티 독립전쟁 등으로 나타나고 노예제도 폐지를 가져오게 된 것이다.

3. 역사를 바꾼 황열과 기후

황열은 무서운 기세로 신대륙의 백인들을 휩쓸었다. 많은 백인들이 황열로 죽어갔다. 18세기 말에 아이티의 경우 흑인 노예 수가 백인 농장주 수보다 15배나 더 많았다. 역사를 바꾼 황열이 시작된 것은 카리브 해의 영국령 바베이도스^{Barbados} 섬에서였다. 설탕 플랜테이션이 가장 번성했던 이곳은 1647년부터 1650년까지 황열로 큰 타격을 받았다. 그리고

---

31 그리스의 의사, 해부학자, 철학자. 히포크라테스 이래 최고 의학자로, 중세~근세 초 의학의 절대 권위자였다. 생체 해부를 실시하고 상세한 관찰로 많은 사실을 발견했다. 특히 신경계의 생리에 관해 실험적 연구를 했다. 치료를 섭생(攝生)과 훈련에 치중하고 "의사는 자연의 소명자"라는 말을 남겼다. 〈출처: 갈레노스(Galēnos), 인명사전, 2002〉

32 에스파냐 노예선 라 아미스타드 호는 에스파냐의 식민지이던 쿠바의 아바나(Habana)에서 53명의 아프리카인을 태우고 푸에르토 프린시페[Puerto Príncipe, 오늘날의 카마구에이(Camaguey)]의 사탕수수 농장으로 향하고 있었다. 1839년 7월 2일 그들 중 한 명인 신케이가 노예 사슬을 푸는 데 성공하여 동료들의 사슬을 풀어주었다. 그들은 배의 요리사를 살해하고 식칼로 무장한 채 선상 반란을 일으켰다. 선상 반란의 와중에 선장 페러와 아프리카인 2명이 목숨을 잃었으며 2명의 선원은 달아났다.

1690년에 또다시 병이 번지면서 1만 명이 넘는 희생자가 생겼다. 섬은 초토화되고 말았다.

그러나 가장 극적인 황열의 효과는 아이티에서 나타났다. 당시 아이티는 프랑스의 식민지였다. 이곳은 설탕 플랜테이션이 가장 발달했던 곳이다. 엄청난 수의 농장주들과 노예들이 아이티에 거주했다. 아이티는 카리브 해 연안의 여러 나라를 합한 것보다 더 많은 설탕을 생산했다. 아이티에서의 수입은 영국이 13개의 아메리카 식민지에서 번 돈보다 더 많았다. 프랑스로서는 아이티가 황금알을 낳는 거위였다.

그런데 예상치 못한 일이 발생했다. 프랑스에서 혁명이 일어난 것이다. '자유, 평등, 박애'의 정신은 최악의 상태에 놓여 있던 아이티 노예들에게는 큰 힘이었다. 이들은 자유를 위해 프랑스에 대항해 노예해방전쟁을 일으켰다. 1791년 아프리카계 흑인 노예들이 주력이 된 반란군은 백인 지주를 처형한 뒤 프랑스에 선전포고를 했다. 프랑스는 반란을 진압하기 위해 군대를 파견했으나, 국내 사정으로 인해 강력한 군대를 보내지는 못했다. 힘에서 밀린 아이티의 프랑스 판무관은 아이티의 노예제도 폐지를 선언했다. 그런데 나폴레옹Napoléon Bonaparte(1769~1821)이 프랑스를 통치하면서 사정이 바뀌었다. 나폴레옹은 아이티의 노예제도 폐지를 무효화했다. 그리고 대규모 병력을 아이티에 파견했다. 샤를 르클레르Charles Leclerc 장군이 이끄는 프랑스 군대 및 전함들은 아이티에 대한 프랑스의 전적인 지배를 꾀했다. 아이티의 흑인 노예들은 다시 궐기했다. 이들은 이젠 노예해방이 아닌 독립국가를 위해 전쟁에 나섰다. 나폴레옹은 반란 전쟁을 진압하기 위해 프랑스군 4만 5,000명을 투입했다. 당시 아이티를 도와주는 나라는 없었다. 전쟁은 일방적으로 진행되는 듯 보였다. 흑인 노예 15만 명이 무참히 죽어갔다. 그러나 하늘은 아이티의 흑인 노예들을 도왔다. 1803년 황열이 아이티를 휩쓸었다. 프랑스 병사들이 죽어나가기 시작했다. 황열로 전력이 크게 약화된 프랑스군은 크레타 피에로 전투Battle of Crete-a-Pierrot에서 아이티 반군에게 패한다. 아이티 반군에 결정적인 승리를 안겨준 것은 황열이었다.

황열을 일으키는 바이러스는 아르보바이러스로, 모기에 의해 전파된다. 이 모기는 습하고 기온이 높아지면 급속히 증가해 병을 유행시킨다. 당시 서유럽은 소빙하기의 날씨로 습하고 차가웠지만 서인도 제도 지역은 예년보다 기온이 높고 매우 습했다. 황열이 대유행하기 좋은 날씨 조건이 형성된 것이다. 이 지역에서 살아온 아이티 노예들은 황열에 대한 면역이 있었지만, 유럽에서 수송된 프랑스군은 이 질병에 속수무책이었다. 프랑스군은 사령관을 포함해 4만 명 이상이 황열로 숨졌다. 질병으로 고통당하는 병사들을 빼면 싸울 수 있는 병력은 거의 없었다. 이로 인해 전쟁은 자연스럽게 끝났고, 나폴레옹은 아이티의 독립을 인정했다. 나폴레옹의 대군을 물리친 것은 아이티 반군이 아니라 '황열'과 황열을 일으킨 날씨였다. 이후 노예폐지 운동은 더욱 활기를 띠었다. 1838년에 영국의 노예제도는 폐지되었다. 미국에서도 1865년 남북전쟁[33]으로 노예제도를 폐지한다.

그러나 이 전염병의 저주는 노예제도 폐지와 식민지 독립이라는 선물만으로 끝나지 않았다. 노예제도 폐지 후에도 황열은 신대륙에서 기승

---

33 남부의 농업 중심 노예노동주의와 북부의 자유로운 임금노동주의가 대립하고 링컨(A. Lincoln) 대통령이 노예해방을 선언하자, 남부에서 반기를 들고 미 합중국에서 분리·독립을 주장하며 전쟁을 일으켰으나 1865년에 북부가 승리함으로써 노예제도가 폐지되었다.

을 부렸다. 황열은 파나마 운하^{Panama Canal} 건설에 절대적인 영향을 미쳤다. 파나마 운하 건설에 첫 도전장을 내민 사람은 프랑스의 기술자 페르디낭 마리 비콩트 드 레셉스^{Ferdinand Marie Vicomte de Lesseps}다. 그는 수에즈 운하^{Suez Canal}를 건설하여 홍해와 지중해를 관통시킨 주역이다. 당시 이집트의 사막지대에서 벌어진 난공사가 성공하리라고는 그 누구도 믿지 않았다. 그는 모든 사람의 예상을 깨고 수에즈 운하를 개통시키는 위업을 달성했다. 콜롬비아가 미국의 견제에도 불구하고 파나마 운하의 공사권을 레셉스에게 준 것은 그의 혁혁한 전력 때문이었다. 하지만 그는 파나마 운하 공사를 성공시킬 수 없었다. 무엇이 그를 실패하게 만들었을까? 레셉스는 두 공사 지역의 기후 차를 간과했다. 이집트는 사막 기후지만 파나마는 열대우림 기후다. 따라서 날씨의 변화도 전혀 딴판이었고 풍토병이 달랐다. 황열이 이곳에 있었던 것이다. 또 이집트는 비가 거의 오지 않았지만 파나마는 연일 쏟아지는 비로 산사태와 홍수가 자주 발생했다. 레셉스는 파나마 운하 작업 10년 만에 건설을 포기했다.

레셉스가 포기하자 파나마 운하 건설권을 미국이 따냈다. 미국은 레셉스가 실패한 원인을 분석하여 수만 명의 노동자가 죽어간 것이 황열 때문이었다는 것을 밝혀냈다. 미국은 파나마 운하 건설에 앞서 황열 예방책을 강구하고, 미 육군이 관리하는 방재청을 만들었다. 이 과정에서 모기가 병을 옮긴다는 사실을 밝혀냈다. 미국은 2년 동안 본격적인 모기 방제작업을 시작했다. 그 후 재개된 공사에서 레셉스가 공사하던 당시보다 사망률이 8분의 1로 줄어들었다. 전적으로 황열 예방에 성공한 덕분이었다. 파나마 운하가 건립되는 기간은 세 차례의 극심한 엘니뇨가 지구촌을 강타했던 때다. 1876~1879년, 1889~1891년, 1896~1902

년에 걸쳐 엘니뇨는 아시아와 아프리카에 극심한 대기근을 가져왔다. 기아는 약 3,000만~5,000만 명에 달하는 사람들의 목숨을 빼앗아갔다. 반면 엘니뇨로 남미나 중미 지역에는 많은 비가 내렸다. 황열을 가져오는 모기가 생육하기 좋은 조건이었다. 황열모기^{adedos aegypti}의 평균 수명은 기후 조건에 따라 다르다. 포화 상태의 상대습도에서 7일을 생존하는데, 48% 이하의 상대습도와 20℃의 건조한 공기에서는 4.5일까지 큰 폭으로 감소한다. 그리고 26℃의 건조한 기온에서는 약 2일까지 감소한다. 기온과 습도의 절묘한 조화로 황열모기가 극성을 부렸던 것이다.

기온과 햇빛이 만드는 절묘한 질병, 우울증

최근 우리나라에서도 가을이 되면서 추워지고 일조량이 줄어들기 시작하면 병원에 우울증 환자의 상담이 증가한다. 우울증은 정신건강에 엄청난 영향을 준다. 부정적 사고, 원망과 분노, 슬픔의 감정이 주를 이룬다. 심하면 자살에 이르기도 한다. 영국에서 우울증이 최고조에 달했던 시기는 엘리자베스 1세Elizabeth I(1533~1603) 시대였다. 지금도 우울증에 엘리자베스 시대의 병이라는 이름이 따라붙는 것은 바로 그런 이유 때문이다. 그러나 시대병의 만연은 오히려 우울증이 정신질환이라는 사실이 밝혀지는 계기가 되었다. 그래서 이 시대에 우울증을 치료하기 위한 별도의 진료시설이 만들어지기도 했다.

사람은 적당한 햇볕을 쬐지 않으면 각기병beriberi[34], 구루병rickets[35] 등이 생긴다. 콜레스테롤 수치가 증가하여 심장병이 발생하기 쉽다. 또한 가을과 겨울철에 오랫동안 햇볕을 쬐지 못하면 정서적으로 불안정해지

[34] 티아민(비타민 B₁)이 결핍되어 나타나는 증상으로, 팔다리에 말초감각 무감각, 근육약화 및 신경계 손상이 나타나는 질환이다.

[35] 어린이에게서 볼 수 있는 비타민 D 결핍증으로, 이로 인해 머리, 가슴, 팔다리, 뼈의 변형과 성장장애 등이 일어난다.

고 우울해지는 새드SAD, Seasonal Affective Disorder(계절정서장애)라는 계절병에 걸리기도 한다. 새드는 햇볕이 부족한 경우 인체의 리듬이 깨지기 때문에 발생한다. 뇌에서 생산되는 호르몬인 멜라토닌melatonin 분비의 비정상 때문에 나타난다. 사람들이 가을이면 이상하게 기분이 가라앉고 외로운 기분이 드는 것은 일조량 변화 때문이다. 가을과 겨울에는 해가 짧아져 일조시간이 부족해진다. 일조시간 부족은 에너지 부족과 활동량 저하를 가져온다. 슬픔, 과식, 과수면 증상을 일으키는 생화학적 반응을 유도하기도 한다.

계절성 우울증을 치료하거나 예방하는 방법에는 무엇이 있을까? 계절성 우울증은 일조량 감소와 밀접한 연관이 있다. 그렇기 때문에 매일 일정 시간 햇볕을 쬐는 광선요법이 가장 효과가 있다. 하루 30분 이상 햇볕을 쬐면 비타민 D가 생성돼 뇌 속의 세로토닌 분비가 활성화된다. 사무실에서 창문 쪽을 향해 앉는 것도 도움이 된다. 만약 햇볕을 쬘 수 없는 환경이라면 인위적인 조명을 이용하는 것도 좋다. 실내 온도는 18~20℃, 습도는 45~60% 사이를 유지하는 게 중요하다. 낮에 하루 최소 30분씩 햇볕을 쬐며 산책한다. 규칙적인 생활을 유지하고 달리기, 수영, 자전거 등의 유산소운동을 한다. 가벼운 스트레칭을 반복하는 것도 우울증 극복에 도움을 준다. 신선한 제철 과일과 채소를 충분히 섭취하고 비타민 C, 비타민 B, 비타민 D를 따로 챙겨 먹는 것이 좋다.

Chapter 6
발진티푸스가 바꾼 역사

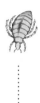

1. 발진티푸스란?

발진티푸스는 세균의 한 종류인 발진티푸스 리케치아에 감염되어 발생하는 급성 열성 질환을 말한다. 한랭 지역의 이^{louse}가 많이 서식하는 비위생적인 환경에서 거주하는 사람들 사이에서 발생한다. 역사적으로는 전쟁이나 기근 등이 생길 때 유행했다. 멕시코의 산악지대나 중앙아메리카, 남아메리카, 중앙아프리카, 아시아 지역의 여러 나라에서 풍토병으로 존재한다. 발진티푸스 리케치아의 병원소[36]는 사람이다. 그러나 감염원은 리케치아균[37]을 가지고 있는 환자의 피를 빨아 먹은 이다. 균에 감염된 이의 배설물에 리케치아균이 섞여 나오며, 이는 흡혈 후 약 3~8일 후에 죽는다. 사람은 이에 물려서 생긴 상처나 피부의 찰과상을 통해

---

36 병원체가 증식하면서 생존하여 다른 숙주에 전파될 수 있는 상태로 저장되는 장소.

37 발진티푸스 리케치아는 0.5~0.7㎛×1.2~2.5㎛ 크기의 짧은 막대 모양이다. 그람 음성균과 구조가 유사하지만 세포벽이 없는 그람 음성균과 달리 전자현미경으로 세포벽을 확인할 수 있고, 세포벽 바깥쪽에 막 모양의 물질이 보이는 경우가 있다. 세포벽에 펩티도글리칸(peptidoglycan)을 가지고 있으며 세포 안쪽에는 세포막이 있다.

이의 배설물에 들어 있던 리케치아균이 몸속으로 들어와서 감염된다. 균에 감염된 이의 배설물이 섞인 먼지를 흡입하여 감염되기도 한다. 인간에서 인간으로 직접 감염되지는 않는다.

발진티푸스를 일으키는 리케치아 프로바제키Rickettsia prowazekii라는 티푸스균의 이름은 이 균을 연구하던 2명의 과학자의 이름을 딴 것이다. 이들은 미국인 하워드 리케츠Howard Taylor Ricketts와 체코인 스타닐타우스 폰 프로바제크Stanislaus von Prowazek다. 두 사람 모두 이 균에 감염되어 목숨을 잃었다. 또 프랑스의 미생물학자인 샤를 니콜Charles-Jules-Henri Nicolle은 사람의 몸에 서식하는 이가 발진티푸스를 전염시킨다는 사실을 발견하여 1928년 노벨 생리의학상을 수상했다.

증상은 다양하게 시작된다. 1~2주의 잠복기 후 갑작스런 두통, 오한, 발열, 허탈, 전신 통증 등의 증상이 나타난다. 반상 모양의 발진이 5~6일째 몸통 상부에 나타나기 시작하여 전신으로 퍼져나간다. 그러나 얼굴이나 손바닥, 발바닥에는 발진이 나타나지 않는다. 의식장애, 헛소리, 환각 등 중추신경에 관련된 이상 증상이 나타날 수 있다. 발열기에는 맥박 증가, 혈압 저하 등의 순환기 장애가 나타난다. 중독 증상이 뚜렷하게 나타나지만, 2주 후에는 비교적 짧은 기간 내에 열이 내리고 상태가 빠르게 호전된다. 치료를 받지 않을 경우 사망률은 연령이 증가할수록 높아지며 10~40%에 이른다. 발진이 없는 가벼운 증상은 특히 어린이나 면역력이 있는 사람에게서 나타난다.

2. 역사에 나타난 발진티푸스와 기후

발진티푸스는 전쟁을 할 때마다 따라다니던 질병이다. 천연두나 페스트와 함께 역사상 가장 많은 사람을 죽인 전염병 중 하나다. 역사에서 최초로 발진티푸스가 나타났던 것은 1489년이다. 스페인 영토 회복 전쟁 중 마지막 남은 진지인 그라나다^{Granada}를 포위한 스페인 군대에서 발병했다. 스페인은 키프로스^{Kipros}에서 모집한 용병 부대를 전투에 참가시켰다. 용병들이 도착한 얼마 후 스페인군에는 괴이한 열병이 유행하기 시작했다. 전염성인 이 병은 사망률이 높았다. 순식간에 1만 5,000명이 넘는 스페인 병사가 죽어나갔다. 성을 공격하는 전투 중 사망한 병사의 수가 3,000명이었던 것에 비하면 엄청난 피해였다. 스페인을 통해 유럽에 침입한 발진티푸스는 프랑스군을 덮쳤다. 1528년 나폴리^{Napoli}의 스페인군을 포위 공격하던 프랑스군은 발병 한 달 만에 공격군의 절반인 1만 4,000명이 죽었다. 14년 뒤인 1542년에는 터키군과 싸우던 신성로마제국 군대 3만 명도 이 병으로 죽었다. 한 문명의 성쇠에는 전쟁이 동반된다. 전쟁의 승패에는 기후나 날씨가 영향을 주는 경우가 많다. 위의 경우에는 전쟁의 승패에 전염병인 발진티푸스가 영향을 준 사례다.

1694년에서 1697년 초까지 핀란드, 에스토니아, 리보니아의 북유럽 지방에서 추운 겨울과 차고 습한 봄·가을의 기후로 인해 극심한 기근이 발생했다. 이로 인해 핀란드 인구의 약 25~33%가, 그리고 에스토니아, 리보니아 인구의 약 20%가 죽었다.³⁸ 1690년대는 '소빙하기'였다. 이때는 소빙하기 중에서도 가장 추웠던 시기였다. 램^{H. H. Lamb}에 의하면 유럽, 아시아의 일부분, 북미, 심지어 에티오피아의 고산지대까지 빙하가 확장되었다고 한다. 우테르스트룀^{Gustav Utterström}은 소빙하기에는 고위도 지방

---

38 "The Great Famines In Finland and Estonia, 1695–97", S. Lindgren, University of Helsinki, Finland, 1968.

일수록 사망률이 높았다고 주장한다. 이것은 작물 수확 실패, 가혹한 겨울, 그리고 전염병이 결합해 작용했기 때문이다. 당시 핀란드와 에스토니아, 그리고 리보니아의 엄청난 사망률은 식량 부족, 그리고 전염병이 원인이었다. 세 지역 중 가장 높은 사망률을 보였던 핀란드의 사례를 살펴보자.

"국제투명지수^{CPI}가 세계 1위로 부패가 없는 나라, 국제경쟁력지수가 가장 높은 나라, 이동전화와 인터넷 보급률이 세계 2위이며, 1세 미만 유아 사망률이 세계 최저인 나라, 남녀평등이 세계적으로 가장 잘 실현된 나라는?" 정직한 사람들이 살기에 가장 좋다고 알려진 이 나라는 노키아^{Nokia}와 자일리톨과 산타클로스로 유명한 핀란드다. 서쪽으로 스웨덴, 동쪽으로 러시아, 북쪽으로 노르웨이, 남쪽으로 에스토니아와 국경을 접하고 있다. 위치상 스웨덴과 소련이라는 2대 강국에 끼어 우리나라와 비슷하게 역사적으로 고난의 길을 걸어왔다.

1694년에서 1697년 초까지 핀란드는 추운 겨울과 차고 습한 봄·가을로 인해 극심한 기근이 발생했다. 이로 인해 핀란드 인구의 약 25~33%가 굶어죽었다. 핀란드 역사학자들은 이 기간을 '떼죽음의 해'라고 부른다. 1690년대 유럽의 봄과 여름은 매우 추웠다. 1580~1790년 사이의 평균기온보다 약 1.5℃ 낮았다. 1695년 초는 17세기에서 가장 추운 겨울이었다. 봄이 늦게 시작되었고 너무 추워 씨앗을 뿌릴 수가 없었다. 씨를 뿌리더라도 작물이 여물지 않았다. 가을에는 비가 많이 왔고 겨울 파종은 불가능했다. 먹을 것이 없자 사람들은 씨앗을 먹어 치웠고, 식량 감소를 가져왔다. 빈곤은 악순환되었다. 1696년도 습하고 추운 날씨는 계속되었고 우박도 많이 내렸다.

고위도인 핀란드에 우박이 많이 내렸다는 것은 이 당시 북유럽을 지배하던 기층이 매우 불안정했음을 말해준다. 대기근 기간 동안 비옥한 경작지에서도 평년의 3분의 1 수준밖에 수확을 못 했다. 나머지 땅에서는 거의 수확을 못 했다. 습하고 추운 날씨로 인해 오랜 시간 실내에서 키운 소와 말에 치명적인 전염병이 발생했다. 소와 말이 도살되자 우유와 고기 생산량이 감소했다. 그러자 호밀과 보리 경작에 매우 중요한 비료도 부족하게 되었다. 눈이 많이 내리고 추운 겨울 날씨 때문에 사슴과 토끼가 감소하면서 사냥감이 줄었다. 호수와 바다를 뒤덮은 두꺼운 얼음은 물고기를 잡기 어렵게 만들었다. 추운 여름으로 플랑크톤이 감소하면서 농어와 송어의 성장이 어려워졌고, 낮은 수온으로 치어가 급속히 감소했다. 많은 비로 인해 소금 생산이 줄어들면서 고기와 생선의 저장이 불가능해졌다. 농산물과 축산물, 수산물의 감소, 소금의 부족, 그리고 사냥감마저 줄어들면서 대기근 현상이 발생한 것이다.

"소화가 잘 안 되는 섬유질에 낮은 영양가를 가진 음식을 먹으면서 위가 팽창하고 장출혈이 발생했다. 사람들은 마치 파리처럼 죽어갔다. 겨울은 몹시 가혹했고 눈이 너무 많이 와서 시체들은 길거리에 버려졌다." 당시 성당 교구문서에 나오는 것처럼 먹지 못해서 발생하는 이질과 설사로 많은 사람이 죽어갔다. 그 후에는 기후와 열악한 환경이 결합되면서 발진티푸스가 창궐했다. 식인 행위까지 보고될 정도로 대기근과 전염병은 참혹했다. 대기근으로 전체 국민의 30% 가까이를 잃은 핀란드는 나라로서의 힘을 잃어버렸다. 결국 1700년부터 벌어진 북방전쟁과 나폴레옹 전쟁에 이르면서 러시아로 강제 편입되고 말았다. 소빙하기의 습하고 추운 날씨와 발진티푸스가 한 국가를 200년 가까이 러시아의 지배를 받는 운명에 처하게 만든 것이다.

발진티푸스로 인해 전쟁에서 가장 큰 피해를 입은 사례는 나폴레옹의 모스크바 원정이었다. 발진티푸스는 춥고 습한 기후 조건에 더해 위생상태가 나쁠 때 발병한다는 공통점이 있다. 이런 이유로 위생상태가 불량한 군대에서 주로 발생한다. 그래서 막사열camp fever로도 불렸다. 이런 조건을 갖춘 전쟁이 나폴레옹의 러시아 침공이었다. 1812년 6월 24일 러시아를 침공한 프랑스 병력은 총 60만 명이었다. 당시는 소빙하기의 날씨로 평년보다 춥고 비가 많이 내렸다. 낮에는 기온이 올라가면서 많은 물이 필요했다. 군대는 겨우 찾아낸 소량의 오염된 물로 식수와 세탁을 해결해야 했다. 폴란드를 지나갈 때 이질과 발진티푸스가 발생했으며 병력의 5분의 1이 죽었다. 스몰렌스크Smolensk에 도달했을 때는 인원이 15만 명으로 줄어 있었다. 보로디노 전투Battle of Borodino에서 전술적 승리는 거두었지만, 여기서 발진티푸스가 또다시 맹위를 떨치면서 많은 병사들이 쓰러졌다. 나폴레옹군은 9월 14일 모스크바에 입성했다. 당시 원정군의 수는 10만 명으로 줄어들어 있었다. 모스크바를 점령한 후 5주 동안 이 열병은 나폴레옹군을 휩쓸어버렸다. 발진티푸스는 순식간에 수만 명의 병사들을 환자로 만들었다. 엎친 데 덮친 격으로 추운 겨울이 찾아왔다. 눈과 얼음에 갇힌 프랑스군은 어쩔 수 없이 후퇴를 할 수밖에 없었다. 빌나Vilna에서만 3만 명이 넘는 발진티푸스 환자가 그대로 남겨졌다. 12월 천신만고 끝에 러시아 국경을 넘어 폴란드의 바르샤바Warszawa에 다다른 병력은 모두 5,000명에 불과했다. 당시 발진티푸스로 인한 병력 손실이 없었다면 역사는 어떻게 변했을까?

역사와 문명에 큰 영향을 미친 기상현상은 화산 폭발이다. 인도네시아의 자바Java 섬 동쪽에 있는 발리Bali 섬 인근 동쪽의 숨바와Sumbawa 섬에 있는 탐보라 화산이 1815년 4월에 폭발했다. 지금까지 기록된 화산 폭발로는 최대라 할 만큼 엄청난 폭발이었다. 폭발로 분출된 화산재는 150억 톤 정도였다. 지구상에서 발생했던 어떤 지진, 태풍, 토네이도도 비교할 수 없을 정도로 그 규모는 컸고 분출된 에너지도 강력했다. 화산 폭발로 이 섬에서만 약 9만 2,000명이 사망했으며 다른 지역의 사망자는 아예 파악조차 하지 못했다.

화산 폭발은 기후에 어떤 영향을 줄까? 화산 폭발로 인한 먼지가 상공으로 치올려지면 먼지 베일은 태양빛을 차단하여 지구의 기온을 낮춘다. 중위도와 고위도에서 화산이 폭발하는 경우에는 보통 화산이 폭발한 쪽의 반구만 크게 영향을 받는다. 그러나 탐보라 화산처럼 저위도에 위치할 경우 전 지구적인 영향을 미친다. 권계면tropopause39 고도까지 치올려진 화산재는 바람을 타고 지구를 돌면서 태양빛을 차단한다. 1년 정도 시간이 흐른 후 화산재는 저위도 지역의 상공에서부터 점차 옅어진다. 기온 하강 효과는 극지역 상공에서 가장 커지면서 많은 해빙海氷이 형성된다. 화산이 폭발한 후 원래의 상태에 도달하기까지 보통 3년에서 4년이 걸리지만, 탐보라 화산의 경우는 7년 이상 걸렸다. 화산 먼지 베일이 상공에 있을 경우 여름에 대서양 상공에서 주요 저기압 활동 지대가 다소 남쪽으로 이동한다. 이 경우 한기가 남하하면서 춥고 다습한 특성을 보인다. 이것은 그 이후 가장 춥고 습윤했던 여름이 대개 화산 폭발과 관련되었던 것을 보면 잘 알 수 있다. 탐보라 화산으로 발생한 이상기상은

---

39 대류권과 성층권의 경계면.

1816년에 절정에 달했다. 여름에 뉴펀들랜드 부근부터 잉글랜드를 지나 발트 해 남부까지의 지대에 강우와 폭풍을 동반한 강력한 북극 저기압이 발생하면서 장기간 영향을 주었다.

탐보라 화산의 여파는 1818~1819년에 유럽 대륙에 대규모 금융 공황과 불황을 불러왔다. 1816년의 기상 패턴은 1816~1817년에 벵골 Bengal에서 시작된 최초의 현대적인 유행성 콜레라를 발병시켰다. 유럽 역사에서 가장 널리 창궐한 발진티푸스도 이때 발생했다. 아일랜드에서는 장티푸스가 번져 다음 2년 동안에 5만 명이나 죽었다. 당시 화산 폭발로 인한 추위, 식량 부족, 전염병 창궐로 수많은 사람들이 죽었다. 콜레라, 장티푸스, 발진티푸스 등의 전염병이 많은 인명 피해를 야기했지만, 발진티푸스의 역사에서 보면 1815년 탐보라 화산 폭발도 큰 영향을 미친 사건으로 볼 수 있다.

19세기 말 발칸 반도와 남부 유럽에서 간헐적으로 발생하던 발진티푸스는 제1차 세계대전 기간 동안 다시 창궐한다. 발진티푸스가 동부 전선에서 크게 번져, 세르비아의 경우 15만 명의 병사가 희생되었다. 발진티푸스는 러시아의 붕괴와 함께 동부 유럽 전체로 빠르게 퍼져나갔다. 발진티푸스는 공산주의 혁명이 한창 진행되던 러시아에도 번져 1917~1921년 발진티푸스로 러시아인 2,000만 명이 감염되었고, 이 중 300만 명이 죽었다. 레닌Vladimir Il'ich Lenin(1870~1924)이 "사회주의가 이 병을 물리치거나 이 병이 사회주의를 좌절시키거나 둘 중 하나다"라고 선언했을 정도였다. 이후 발진티푸스의 유행은 사그라졌고, 발진티푸스를 옮기는 이도 없어졌다. 그러나 지금도 이 병은 여전히 우리 가까이 남아 있다.

노인을 죽이는 겨울철 낙상

영화 전문가들의 예상을 가장 크게 깨뜨린 영화가 있다. 〈7번방의 선물〉이다. 개봉하자마자 사람들이 물밀 듯이 모여들었다. 가장 짧은 시간에 1,000만 명을 돌파했다. 영화 줄거리는 여섯 살 지능의 '용구'라는 주인공이 어린 여자아이를 살해했다는 누명을 쓰고 교도소 7번방에 수감되어 사형을 선고받는다. 재소자들이 용구의 이야기를 맞추어보니 용구가 아이를 살해했다는 누명을 쓴 날은 추운 날이었다. 추위로 인해 파이프가 얼어 샤워시설이 고장 난 날이었다. 영하 18℃를 기록했던 혹한이었다. 사람들의 왕래가 거의 없는 시장에 빙판길이 생겼고, 뛰어가던 아이가 미끄러지면서 죽었다. 그런데 용구가 죽인 것으로 덤터기를 쓴 것이다. 용구의 살해 혐의는 풀리지 않았고, 결국 그는 사형당하게 된다.

얼음판에서 미끄러져 죽을 수 있을까? 답은 '정말 그렇다'이다. 2012년 겨울은 폭설과 한파가 극심했던 겨울이었다. 평년의 5배가 넘는 사람들이 낙상사고를 당했다. 이 중 노인 낙상으로 인한 사망률은 65세 이상 전체 사망의 2.2%에 달했다. 손상으로 인한 사망의 17.7%나 된다. 그러니까 노인들의 경우 교통사고에 의한 사망 다음으로 높은 것이 빙판길 낙상 사고 사망자 수다.

의학 통계를 보니 65세 이상 노인의 3분의 1이 매년 한 번 이상 빙판길 낙상 사고를 당한다고 한다. 노인들은 왜 자주 낙상을 입을까? 의학적으로 보면 나이가 들면 하체 근력과 평형유지 기능이 약화된다. 아울러 조정 능력도 감소한다. 다리 힘이 약해져 걸음걸이가 불안정하거나 운동 감각이 저하된다는 거다. 이럴 경우 반사 반응 속도가 느려진다. 근육 약화로 균형 유지 기능이 심하게 떨어진 경우에는 낙상 위험성이 더 높아진다. 낙상은 파킨슨병parkinson's disease[40]과 같은 신경병증, 류머티스나 퇴행성 관절염으로 인한 관절 운동 장애 등에 의해 더 쉽게 일어난다. 노인들의 경우 보통 약을 많이 먹는데, 혈압약, 수면제, 단순한 감기약 등도 균형감각을 일시적으로 떨어뜨린다. 이러한 여러 가지 원인이 복합적으로 작용하면서 기능이 많이 떨어진 노인들이 빙판길 낙상의 주 환자가 되는 것이다.

낙상한 노인들은 큰 부상이 아니더라도 병원 치료를 받는 것이 좋다. 낙상은 생각보다 더 심각한 결과를 가져올 수도 있기 때문이다. 서울대학병원이 낙상으로 엉덩이뼈가 부러진 노인들을 분석했다. 수술을 받지 않은 경우 사망률이 64%로, 수술을 받은 경우보다 4배나 높은 것으로 나타났다. 따라서 이런 최악의 상태로 진전되지 않도록 수술 등 빠른 치료가 필요하다.

---

40 파킨슨병은 뇌의 흑질(substantia nigra)에 분포하는 도파민의 신경세포가 점차 소실되어 발생하며 안정떨림, 경직, 운동완만(운동 느림) 및 자세 불안정성이 특징적으로 나타나는 신경계의 만성 진행성 퇴행성 질환이다.

Chapter 7
현대에도 맹위를 떨치는 콜레라

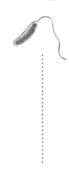

1. 개요

톰 크루즈^{Tom Cruise}가 주연으로 나온 영화 〈우주전쟁〉이 있다. 외계인의 지구 침공을 다룬 영화다. 외계인이 사용하는 최첨단 로봇 및 무기의 엄청난 파워 앞에 지구인들이 대응하는 무기는 너무 초라하다. 일방적인 전쟁이 벌어지고 지구인들은 속수무책으로 죽어간다. 그런데 이게 웬일인가? 기세가 등등하던 외계인들이 무력하게 죽어가는 것이다. 이유는 무엇이었을까? 바로 지구인이 가지고 있는 바이러스가 외계인에게 감염된 것이다. 결말이 너무 허망하게 느껴질 정도로 바이러스 앞에 외계인은 너무 무력했다. 이 영화를 보면서 인도를 휩쓸며 2,000만 명 이상의 사망자를 가져온 콜레라가 떠오른 것은 왜일까?

  1817년 이전까지 알려지지 않았던 새로운 전염병이 인도를 강타했다. 이 병에 걸리면 몇 시간 안에 건강한 사람도 심한 설사와 구토를 했다. 그리고 파르스름한 시체로 죽어갔다. 당시 사람들은 왜 이런 일이 생기는 것인지, 병이 어떻게 전염되는지 몰랐다. 계급이 높든 돈이 많든 아무 상관이 없었고, 이 전염병에 걸리면 누구나 죽을 가능성이 매우 컸다. 이 전염병은 180년 동안 일곱 차례 범유행병으로 수천만 명을 죽음으로 내몰았다.[41] 콜레라는 기원전 400년경부터 인도에서는 반복적으로 유행하면서 사람들을 죽여온 풍토병이었다. 그러나 인도에 콜레라 여신인 올라데비[Oladevi]가 있을 정도로 1817년 이전까지는 큰 인명피해가 드물었다.

인도에서 발생한 콜레라는 전 세계로 퍼져갔다. 여기에는 영국의 이기적인 행태가 숨어 있다. 당시 영국은 인도와 아시아 대륙을 정복하던 중이었다. 영국 군인들은 캘커타[Calcutta]에서 콜레라에 접촉했다. 이들이 인도 북부 국경을 따라 싸웠기 때문에 네팔 및 아프가니스탄 사람들에게 콜레라를 옮기는 것은 당연했다. 이곳에서 콜레라는 미얀마와 태국으로 건너갔다. 바다를 통해 인도네시아, 중국, 일본, 동남아 반도를 거쳐 아라비아까지 전파되었다. 이때 무역상들은 콜레라 바이러스를 러시아까지 전파한다. 콜레라가 전파된 지역에서는 수천 명, 때로는 수만 명이 며칠 만에 죽어갔다. 1824년 겨울에 콜레라의 진행이 멈추었다.

그러나 마음을 놓을 수는 없었다. 2년 뒤인 1826년 제2차 콜레라 범유행이 벵골에서 시작되었다. 1830년에 콜레라는 모스크바에 이르렀다. 1831년에는 아라비아의 메카[Mecca]에 전파되었고, 이때부터 1912년까지 80여 년 동안 무려 메카에서는 40차례나 콜레라가 재발했으며, 이슬람 성지 순례자들에게 가장 두려운 질병이 되었다. 콜레라는 1831년 유럽의 독일로 이동하고, 엄격한 검역이 이루어지지 않자 이내 영국으로 전

---

41 브린 바너드, 김율희 역, 『세계사를 바꾼 전염병들』, 다른, 2006.

파괴되었다. 콜레라는 영국과 아일랜드에 퍼진 후 대서양을 건너 북아메리카로 퍼졌다. 콜레라가 전 세계로 퍼져나가면서 수많은 사람들이 죽어갔다.

그럼 현대 의학이 발달한 지금은 콜레라가 없어진 것일까? 그렇지 않다. 2011년 아이티에 강력한 지진이 발생했다. 수많은 희생자가 발생하고 사회기반시설이 무너졌다. 오염된 물과 더러운 환경으로 인해 콜레라가 발병했고, 3만 명 이상이 죽어갔다. "멕시코에서 22년 만에 콜레라 유행" 2013년 10월 30일 연합뉴스 보도 제목이다. 그 내용을 살펴보자.

"멕시코에서 1991년 이후 22년 만에 콜레라가 유행병이 되고 있다. 29일(현지 시간) 멕시코 통신사 노티멕스[Noti mex] 등 현지 언론에 따르면 지난달 9일부터 25일까지 이달고[Hidalgo] 주[州] 등 중부 지역을 중심으로 모두 176명의 콜레라 환자가 발생했다. 콜레라에 감염된 75세 여성 1명이 사망했다. 범미보건기구[PAHO, Pan American Health Organization]는 멕시코에서 콜레라가 확산되기는 1991~2001년 이후 처음이라고 밝혔다. 최근 멕시코에서 유행하는 콜레라는 아이티와 쿠바에 확산된 콜레라와 95% 유사한 양상을 띤다고 PAHO는 분석했다. 멕시코 보건당국은 이달 중순 콜레라가 확산되자 주의령을 발령하는 한편 식수와 공중위생 관리에 특별히 주의할 것을 각 주정부에 당부했다."

이처럼 콜레라는 아직도 진행형이고 범유행병으로 존재하고 있다.

2. 콜레라와 환경

콜레라는 수인성 전염병이다. 콜레라균[Vibrio cholerae]이 병을 일으킨다. 감염되면 가장 먼저 설사와 탈수 증세를 보인다. 우리나라에서는 '호열자[虎]

列刺'라고 불렸다. 콜레라는 오랜 역사를 가지고 있다. 히포크라테스 시절에도 탈수를 동반한 심한 설사병으로 기술되어 있다. 그러나 1563년 인도에서 집단 발생한 것이 공식적인 최초의 기록이다. 콜레라가 가장 대규모로 유행한 때는 1817년 인도에서 시작해 아시아와 유럽에 영향을 주었을 때다. 전염되는 경로는 콜레라 박테리아가 섞인 배설물에 오염된 물을 먹거나 날것이나 덜 익은 해산물을 먹어서 발병하는 것으로 알려져 있다.

비브리오 콜레라균은 해조류를 먹고사는 작은 요각류桡脚類[42]의 몸 위에 포자와 같은 형태로 수년간 생존한다. 한때 이 3종(비브리오균, 요각류, 그리고 조류)은 대부분 벵골 만에서 공존했다. 수온이 상승하고 영양분이 풍부해지면, 조류가 번성하고 요각류와 비브리오균이 번식한다. 그런데 이런 조건에서 날씨가 콜레라를 다시 발병시킨다. 열대성저기압이나 지진해일 등으로 콜레라균이 포함된 바닷물이 내륙의 식수원을 오염시킨다. 그리고 콜레라가 인간에게 전염되면서 비극은 시작된다.

콜레라는 천연두와 달리 한 번 걸리더라도 면역력이 생기지 않는다. 다만 다른 전염병과 같이 면역력이 강한 사람은 잘 걸리지 않는다. 튼튼하고 건강한 사람들의 위장과 내장에는 콜레라균을 퇴치하는 산과 알칼리가 분비되기 때문이다. 콜레라균은 끓는 물에서 바로 죽는다. 그러나 10~20℃의 수온에서는 비교적 오래 생존한다. 콜레라균의 숙주가 되는 조개가 사는 바닷물의 온도가 콜레라 발병에 영향을 주는 것은 이 때문

---

42 절갑류(切甲類)에 딸린 절족(節足) 동물의 한 목(目). 짠물, 단물에 다 사는데 몸은 여섯 마디, 가슴·배는 각각 다섯 마디로 모두 15마디임. 머리에 채찍 모양의 촉각(觸角)이 있고, 암수딴몸이다. 바다에 나는 것은 연체동물이나 다른 물고기의 살갗, 그 밖의 물속에서 사는 동물 따위에 외부 기생을 많이 하고 기생하지 않는 것은 물고기의 천연적인 먹이가 된다.

이다. 콜레라가 발병하려면 대략 1억 마리 이상의 균이 필요하지만, 무산증無酸症[43] 환자나 위절제술을 받은 사람은 더 적은 수의 균으로도 감염될 수 있다. 세계보건기구에 따르면, 매년 수백 만 명이 콜레라에 감염되고 이 중 10만~13만 명이 사망하고 있다. 콜레라는 이제는 주로 아프리카 사하라 사막 이남 등 빈곤한 열대 지방에서 발생하는 풍토성 전염병이 되었다.

현대에 사는 우리는 콜레라가 어떤 환경에서 잘 발생하는지 역사를 통해 잘 알고 있다. 콜레라가 창궐했던 시기의 환경을 살펴보도록 하자. 18세기 영국 런던의 경우 인구밀도가 매우 높았다. 사람들은 임금이 높은 런던으로 몰려들었다. 수만 명의 노동자들은 어둡고 환기가 안 되는 집에서 살았다. 당시 세금을 낮추기 위해 집에 창문을 만들지 않았다. 서민들 집에 햇빛이 들어온다는 것은 불가능했다. 노동자들은 손조차 씻지 못했고 위생 상태는 매우 열악했다. 공중위생시설의 부족도 한몫했다. 서민들은 대소변을 대부분 집 밖의 구덩이에서 처리했다. 배설물은 결국 템스Thames 강으로 흘러 들어갔다. 템스 강은 배설물, 푸줏간의 썩은 고기, 공장 폐수, 생활쓰레기들의 저장고였다. 그리고 비극적이게도 도시의 주요 식수원이었다. 콜레라가 미친 듯 날뛸 수밖에 없는 환경이었다. 그 누구도 당시 콜레라가 이런 환경에서 창궐하리라고 생각지 못했다. 사람들은 흑사병 이후로 본 적이 없는 속도로 죽어나갔다. 사망률은 빈민들 사이에서 가장 높았다. 그들은 상한 음식을 먹었고, 난방도 잘

---

43 무산증은 위가 위산 분비 기능을 상실한 상태를 말한다. 무산증은 독립된 질병의 증상이 아니라, 심한 위축성 위염, 위암, 악성빈혈 등과 동반되며, 이 외에 위 수술 직후에도 나타날 수 있다. 심한 무산증일 때에는 위 속에서 음식물 소화와 살균을 할 수 없게 되며, 설사나 빈혈을 일으킨다.

안 되는 더럽고 오염된 집에서 살았다. 추위와 싸우고 먹지도 못하는 열악한 환경에서 그들의 면역력은 극도로 약화되었다. 콜레라가 찾아왔을 때 그들은 쉽게 감염이 될 수밖에 없었다. 앞에서 본 바와 같이 콜레라는 나쁜 환경에서 전파가 잘 되는 전염병으로 도시에 공동으로 거주하는 빈민들에게 집단적으로 발생했다. 부자들에게는 잘 발생하지 않았다. 인간 차별의 대표적인 전염병이 콜레라라는 인식 하에 도시 빈민들은 콜레라가 "빈민들을 제거하고 싶어하는 부자들이 퍼뜨린 독"이라는 말을 퍼뜨리기도 했다. 헝가리의 경우 이런 유언비어로 농민들이 성을 포위하고 의사와 장교, 귀족들을 죽인 일도 있었다고 한다.

오늘날에도 수십억 명의 사람들이 수도관이나 우물 덮개가 제대로 설치되지 않아 오염된 식수원에 의존하고 있고, 대소변을 적절히 처리하지 못하고 살고 있다. 필자는 2005년 이라크의 자이툰 부대가 주둔하던 곳을 방문한 적이 있다. 그곳에서 한국의 자이툰 부대가 마을의 공동변소시설을 만드는 현장을 들러봤다. 정말 놀란 것은 한 마을에 화장실을 갖춘 집이 한 집도 없었다는 것이다. 대소변을 그냥 밖에 대충 처리한다고 했다. 당연히 호수는 배설물로 오염되고 땅과 환경은 악화될 수밖에 없겠구나 싶었다. 비극적인 것은 이렇게 오염된 물로 인해 매년 전 세계에서 300만 명의 아이들이 콜레라 등 전염병에 걸려 죽는다는 것이다.

그런데 놀랍게도 현대에도 이런 열악한 환경이 콜레라를 만연시킬 수 있다는 것을 보여준 사례가 있다. 사담 후세인Saddam Hussein(1937~2006)이 통치하던 20세기 말 이라크는 다수의 교육받은 중산층이 바그다드Baghdad나 팔루자Fallujah와 같은 도시에서 살았다. 미국이 이라크를 두 번 공격했을 당시, 이라크의 주요 상하수도시설이 파괴되었다. 무기 제조에 사용할 가능성이 큰 의약품 공장도 폭격을 당했다. 이라크의 위생시설은 급속히 악화되었고, 감염성 질병들이 퍼져나갔다. 콜레라가 발생하면서 100만 명에 가까운 아이들이 죽었다. 이 사건은 아무리 현대적인 나라라 해도 필수적인 위생설비를 파괴당할 경우 전염병, 특히 콜레라로부터 자유로울 수 없다는 것을 잘 보여준다.

3. 기후와 날씨의 영향

지구는 탄소의 증가로 매년 더워지고 있다. 지난 100년간 대기의 온도는 평균 0.8℃ 상승했다. 하지만 바다는 대기보다 22배 더 많은 열을 저장하고 있고 수온도 빠르게 상승하고 있다. 대기와 바다가 더워지면서 습도와 바람의 흐름이 뒤바뀌었다. 날씨는 더욱 극단적인 양상을 띠기 시작했다. 기후변화는 사람들을 죽인다. 2003년 유럽에 닥친 폭염으로 7만여 명이 죽었다. 2011년 아이티와 일본을 강타한 지진과 쓰나미도 10만 명 이상의 사람을 죽였다. 인도 뭄바이^{Mumbai}에서는 엄청난 폭우로 1,000명이 죽고 상수원이 오염되었으며, 이로 인해 수천 명이 전염병에 걸려 죽었다. 기후변화는 질병을 확산시키고 수질을 악화시켜 우리의 건강을 직접적으로 위협하고 있다.

  의학자들은 비브리오 콜레라균이 바닷물의 플랑크톤 속에서 몇 년 동안 휴면상태로 잠복할 수 있다고 말한다. 이러한 플랑크톤이 들어 있는 물을 마실 경우 사람들은 콜레라에 감염될 수 있다는 것이다. 해수의 온도가 상승하면 질소와 인의 함량이 높아진다. 휴면상태의 콜레라 박테리아가 동면에서 깨어나 감염성을 띠게 된다. 이때 계절풍에 의한 홍수나 태풍에 의한 해일이 일어나면 비극은 시작된다. 대표적으로 피해를 입은 나라가 방글라데시다. 콜레라균을 품고 있는 동물성 플랑크톤이 방글라데시 내륙의 하천을 따라 흘러 들어간 것이다. 플랑크톤이 내륙으로 흘러 들어오면서 그 안에 있던 콜레라 박테리아가 감염성을 띠게 되었다. 정화되지 않은 물을 마신 많은 방글라데시 사람들이 콜레라에 걸렸다.

2003년 페루의 항구도시 세 곳에서 콜레라가 거의 동시에 발병했다. 멀리 떨어진 항구도시에서 동시에 전염성 콜레라가 발생한 것은 엘니뇨 기간이었다. 이러한 사실은 기후와 콜레라 간에 어떤 상관관계가 있음을 암시한다. 엘니뇨는 동태평양 연안 해수의 온도를 상승시키는 주기적인 대규모 기후현상이다. 엘니뇨 기간 중이었던 약 15개월 동안 남미 19개국에서 50만 명이 콜레라에 걸렸고, 5,000명에 가까운 사람이 죽었다. 2015년 국제백신연구소IVI, International Vaccine Institute는 국제학술지인 《열대의학 위생학에 대한 미국 저널AJTMH》에 연구 결과를 실었다. 내용은 강수량과 기온의 변화가 콜레라 발생의 사전 징후가 될 수 있다는 것이었다. 이것은 인식에 그쳤던 기존 내용을 사실로 확인한 것이다. IVI 연구진은 이번 연구를 위해 콜레라가 풍토적으로 발생하는 탄자니아 잔지바르Zanzibar 섬 지역에서 수년간의 질병 및 환경 자료를 분석했다. 그 결과, 평균 최저기온 $1℃$의 상승과 월간 강수량 증가량이 최대 200밀리미터를 넘을 경우 2~4개월 내에 콜레라 발생이 2배로 늘어난다는 것이다. 특히 콜레라 발생건수는 평균 최저기온이 $23℃$에서 $24℃$로 상승할 때 가장 크게 늘었다고 한다. IVI의 알리Ali 박사는 "평균 최저기온이 약간 상승한 데 비해 콜레라 발생건수가 2배가 된다는 점은 매우 심각한 부분"이라면서 "온실가스 증가로 인해 향후 100년간 전 세계 평균 온도가 5.8℃까지 상승할 것으로 예상되는 만큼 아시아 지역도 콜레라의 안전지대는 아니다"라고 경고하고 있다.

4. 콜레라 예방의학의 발전

콜레라는 1817년에 인도에서 전염병 형태로 등장했다. 그 후 1831년에 영국에 상륙했다. 19세기에 영국은 다섯 차례나 콜레라가 유행했다. 약 13만 명이 죽었다. 1848년 이후에는 콜레라로 인해 죽는 사람이 점점 줄어들었다. 여기에는 몇몇 사람의 노력이 큰 역할을 했다. 콜레라 예방에서 가장 중요한 역할을 한 사람은 손씻기를 주장한 이그나츠 제멜바이스Ignaz Philipp Semmelweis다. 그는 조수들에게 병동에 들어오기 전 손을 염화칼슘액으로 씻도록 했다. 그 이후 산모의 사망률이 30%에서 1%로 떨어졌다. 이때부터 제멜바이스의 소독법은 저렴하면서도 효과적인 콜레라 예방법으로 전파되었다. 이 방법은 지금도 가장 쉽고 좋은 방법에 속한다. 제멜바이스의 소독법이 콜레라를 억제하는 데 도움을 주었지만, 여전히 콜레라는 사람들의 건강을 위협했다.

1854년 영국 런던의 존 스노John Snow는 콜레라 사망자들의 상당수가 브로드 거리Broad Street의 공중펌프 근처에 살고 있다는 것을 알아냈다. 그는 펌프를 사용할 수 없게 손잡이를 없앴다. 혹시 물 오염이 원인인가를 알기 위해서였다. 그런데 펌프 손잡이를 없앤 후 근처의 콜레라 감염률이 뚝 떨어졌다. 그는 물을 공급하는 회사를 조사했다. 한 회사의 오염된 식수와 콜레라가 관련이 있다는 것을 알게 되었다. 이 회사는 오염된 템스 강 하류에서 식수를 채취하고 있었다. 더 많은 조사 끝에 런던의 식수 공급 회사 8곳 중 5곳만이 물을 여과하고 있다는 것도 알아냈다. 물을 끓여 먹으면 콜레라에 걸리지 않는다는 사실을 알게 된 것은 큰 발전이었다. 이때부터 영국에서는 물을 자연스럽게 끓여 먹을 수 있는 티타임tea time이라는 새로운 문화가 발생했다. 물 문제를 해결하면서 런던의 콜레라 발병률이 급격히 낮아진 것은 당연한 일이었다.[44] 30여 년 후인 1883년, 코흐Robert Koch가 콜레라 원인균을 발견하면서 콜레라 발병률은 더욱 낮아지게 된다.

그러나 19세기와 20세기의 첫 4반세기 동안 인도는 콜레라로 인해 최대 2,500만 명의 국민을 잃었다. 당시 영국의 콜레라 사망률은 지속적으로 줄었다. 반면에, 영국의 식민 지배를 받았던 인도의 콜레라 사망률은 기하급수적으로 증가했다. 이러한 인도와 영국의 콜레라 사망률 증감의 차이는 양국의 콜레라 대처 방법의 차이가 주요하게 작용했음을 알아야 한다. 인도의 의사들은 콜레라가 걸리기 쉬운 사람을 목표로 한다는 주된 견해를 가지고 있었다. 반면 영국은 오염된 물을 통해 콜레라가 전염된다는 과학적 사실을 밝혀내고 대처를 했다. 사소한 듯 보이는 이 차이가 양국의 사망자를 크게 차이 나게 만든 것이다.

현대에서도 콜레라는 꾸준히 발생한다. 전 세계 방역단체들은 콜레라를 퇴치하기 위해 최선을 다한다. 세계적인 네트워크 구성과 환경 개선에 총력을 기울인다. 그러나 아프리카나 인도 등 저개발국가의 불결하고 오염된 물 문제는 개선하기 쉽지 않다. 빈발하는 자연재해는 콜레라의 발병 가능성을 더욱 높이고 있다. 국제백신연구소 측은 기후변화와 콜레라 발생의 관계를 잘만 활용한다면 전염병 대처에 유용할 것이라고

---

44 셸던 와츠, 『전염병과 역사: 제국은 어떻게 전염병을 유행시켰는가』, 모티브북, 2009.

말한다. 콜레라가 흔히 발생하는 지역 보건당국이 콜레라 창궐을 예측하는 데 도움을 주고, 대응 조치를 강구하는 데 효과적으로 활용될 수 있을 것이라는 것이다. 만약 콜레라가 예상되는 날씨 상황이 발생하면 콜레라 발생 전에 공중보건팀 투입, 긴급 백신접종 등 사전 대책을 시행할 수 있다는 것이다. 이런 노력들이 계속되는 한 콜레라는 극복되지 않을까 희망을 가져본다.

우리나라에서 콜레라는 1970년 이후 발생이 크게 감소했다. 1980년 145명, 1991년 13명, 1995년 68명이 신고되었다. 이후 연간 10명 이내로 신고되다가 2001년 경상도 지역을 중심으로 한 전국적 유행으로 162명(확진자 142명)이 발생했다. 이후 2005년 16명을 제외하고 매년 10명 이내로 발병하고 있다. 이 중, 2002년 2명, 2007년 1명을 제외하고는 모두 국내 발생과는 무관한 국외 유입 환자였다. 2015년에는 환자가 발생하지 않았으나, 2016년에 4명의 콜레라 감염환자가 발견되었다.

사람을 죽이는 날씨

"왜 죽였습니까?"

"햇빛이 너무 강렬해서요."

카뮈Albert Camus의 소설 『이방인L'Étranger』 중에 나오는 판사와 주인공 뫼르소의 대화 내용이다. 알제리의 해안을 산책하던 뫼르소는 맞은편에서 걸어오던 아라비아 사람을 향해 권총을 발사했다. 쓰러져 움직이지 않는데도 다시 4발을 더 쏘았다. 그에게는 아라비아 사람을 살해할 아무런 이유가 없었다. 그러나 강렬한 햇빛이 그를 죽이도록 순간적 충동을 불러일으켰다는 것이다. 이런 순간적 충동을 불러일으키는 기상 요소는 자살과도 관련이 있다.

미국 하버드 대학교 디미트리오스 트리코폴리스Dimitrios Tricopolis 박사는 4년 동안 세계 20개국의 자살률과 일조량 관계를 분석했다. 그랬더니 일조량이 가장 많은 달, 즉 햇빛이 가장 강한 달에 자살이 가장 많이 발생한다는 것이다. 그의 연구에 의하면 북반구에 위치한 독일과 멕시코, 미국에서의 자살률은 여름인 6월에 가장 높다. 호주와 뉴질랜드 등 남반구 국가에서는 12월에 자살이 가장 많다. 이것은 햇빛의 양과 강도가 가장 강한 달에 가장 많은 자살이 발생했다는 것을 뜻한다.

　사람을 죽이는 직접적인 기상 요소 중에 폭염이 있다. 폭염은 노약자들에게는 치명적이다. 2003년 8월 폭염이 유럽을 강타했다. 프랑스, 독일, 스페인, 이탈리아 등 유럽 8개국에서는 7만여 명의 사람들이 목숨을 잃었다. 그중 대부분이 혼자 집에서 생활하는 노인들이었다. 1995년 7월 12일부터 16일까지 미국 시카고는 가마솥 무더위를 보였다. 최고 온도가 40℃에 달하는 폭염이었다. 7월 11일부터 27일 사이에 465명이 고온 때문에 사망했다. 그중 절반 이상이 75세 이상의 노약자였다. 1994년 여름, 일본은 75일간 연속 30℃를 넘는 고온을 기록했다. 최고 기온은 39.1℃에 달했다. 당시 고온으로 사망한 사람이 7월에는 655명, 8월에는 733명이었다. 우리나라는 더 심각했다. 1994년 온열질환으로 사망한 사람만 3,364명에 이른다. 미국에서는 매년 약 1,500명이 더위로 사망한다. 이것은 허리케인, 토네이도, 홍수, 지진으로 인한 사망자보다 더 많은 숫자다. 우리가 생각하는 가장 강력한 날씨의 피해보다 폭염이 더 많은 사상자를 가져온다는 것이다. 이런 이유 때문에 폭염은 이젠 자연재난이라고 말한다. 폭염으로 인한 사망자 중에는 열사병, 열탈진 등 온열질환이 원인이 되는 경우가 많다. 심장이나 기저질환으로 사망하는 경우도 꽤 많다. 폭염과 같은 극단적인 기후변화로 심장질환 사망자가 늘어나고 있다는 연구 결과[45]도 있다.

45 '기온 상승과 심장질환자와의 관계', 《영국의학저널(British medical Journal)》, 런던 위생열대 의학원(London School of Hygiene & Tropical Medicine) 연구원, 2010. 8.

PART 2

기후변화와 전염병

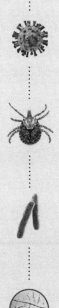

Chapter 8
기후변화

1. 기후변화로 인류 문명은 붕괴할까?

"홍수가 닥치면 물에 잠기는 유프라테스^{Euphrates} 강의 범람원은 이제 대부분 문명의 손길이 미치지 않는 황량한 고립 지역으로 남아 있다. 굽이치는 모래언덕, 언제 사용되었는지 모르는 운하의 둑, 자갈로 덮인 옛 주거지의 둔덕만이 밋밋한 대지 위에 멋없이 나지막이 솟아 있다. 드문드문 초목도 눈에 띄기는 하지만 풀 한 포기 자라지 않는 곳이 대부분이다. 동서남북 어디를 보아도 바람에 깎여나간 거친 지표면과 주기적으로 물에 잠기는 침하 지반이 얼기설기 이어져 있다. 각오를 단단히 하고 이곳을 찾은 여행자가 아니면 실망할 수밖에 없는 정경이다. 인간의 흔적을 직접적으로 말해주는 것이라고는 어쩌다가 눈에 띄는 천막뿐이다……. 그러나 한때 이곳은 이 세상에서 가장 먼저 도시를 세웠고 가장 먼저 문자를 썼던 문명의 심장부에 해당하는 자리였다."

– 로버트 맥 애덤스(R. M. Adams) –

기후변화의 현황과 미래 전망

현대는 지구온난화로 인한 위기의 시대라고 말한다. 지구온난화로 인한 급격한 기후변화는 기후이탈을 불러올 것이라고 한다. 기후이탈은 기후가 정상 범위 내의 변화치를 벗어나 새로운 차원으로 옮겨가는 현상을 말한다. 기후이탈이 시작되면 지구촌은 최악의 기상재앙으로 얼룩질 것이다. 현재 비율대로 탄소 배출이 진행된다면 2030년이면 기후이탈이 시작될 거라고 보는 학자들도 있다. 또 다른 의견을 보자. 2015년에 지구종말설로 세계가 시끄러웠었다. 스티븐 호킹Stephen Hawking 박사가 인공지능AI, Artificial Intelligence으로 인한 인류의 종말 가능성이 있다고 주장했다. 이때 영국의《가디언The Guardian》지는 지구멸망의 한 원인으로 기후변화를 꼽았다. 그러나 사람들은 두 의견을 대수롭지 않게 받아들였다. 그런데 2016년 초 인공지능 알파고가 이세돌을 4 대 1로 눌렀다. 사람들은 충격을 받았다. 그리고《가디언》지의 예상처럼 극심한 기상재앙들이 지구촌을 강타했다. 그런데 말이다, 지금도 호킹 박사의 지구종말에 대한 인공지능의 역할에 대해 학자들은 의견이 다양하다. 그러나 기후변화에 대한 학자들의 의견은 많이 바뀌었다. 미래로 갈수록 기후변화는 지구의 멸망을 가져올 수도 있다고 말이다.

미래의 기후변화에 대한 가장 권위 있는 기구가 유엔 정부간기후변화위원회IPCC, Intergovernment Panal on Climate Change다. 각국의 기후전문가들의 연구를 종합하여 유엔에서 종합보고서를 만든다. 지구 미래의 기후와 영향에 대한 보고서다. 2014년 IPCC의 5차 최종 보고서가 발표되었다. 4차 보고서보다 훨씬 더 비관적이다. 지구 평균기온 상승 전망치는 4차보다 1.6℃ 낮았지만 해수면 상승 전망치는 최대 23센티미터 높았으며 해수면 상승 속도는 무척 빨라졌다. 2015년 기상청의 '한반도 미래 기후변화 전망 보고서'는 한반도의 기후가 세계 평균보다 더 심하게 변화하는 것으로 전망하고 있다. IPCC는 세계 평균기온이 4.6℃ 상승하는 데 비해 한반도의 기온은 5.7℃ 상승할 것으로 예상하고 있다. 실제 우리나라는 세계 평균보다 기온 상승은 1.5배, 해수면 상승도 2배 이상 빨리 진행되고 있다. IPCC의 전망이 발표되자 언론사들이 뽑은 기사 제목은 자극적이다. "지구온난화의 경고, 아틀란티스 현실화하나", "해수면 상승 속도 빨라져… 부산 저지대 등 침수 위험", "2100년 한반도는 아열대… 평양은 서귀포와 비슷한 기후".《뉴욕타임스The New York Times》는 한 술 더 떴다. "미국의 뉴욕, 마이애미, 뉴올리언스, 영국 런던, 중국 상하이, 이탈리아 베네치아, 호주 시드니가 물에 잠긴다."

2016년에 전 지구는 강한 태풍과 폭풍우의 발생, 극지방의 대규모 해빙, 해수면 상승으로 인한 저지대 침수, 극심한 가뭄과 사막화 현상 등이 줄을 이었다. 그런데 과학자[46]들은 이건 약과라고 말한다. 미래에는 더욱 강력해진 재앙으로 다가올 것이라고 말이다.

기후변화가 생기는 원인은?

그렇다면 지구온난화는 왜 생기는 것일까? "지중해에 펭귄과 바다표범이 살았습니다. 영국과 프랑스의 도버 해협은 걸어서 건넜지요. 북유럽은 2킬로미터 두께의 얼음으로 뒤덮였고요." 소설에 나오는 이야기가

---

46 미 항공우주국(NASA)의 기후과학자인 제임스 한센(James E. Hansen)은 "우리가 젊은 세대들이 감당하기 어려운 상황으로 몰아가고 있다"고 말한다. 그는 온실가스가 빠른 속도로 감축되지 않기 때문에 기후변화가 심각하게 변해가고 있다고 말한다. 그러면서 금세기 말에는 대규모 기후변화가 있을 것이라고 주장한다.

아니다. 마지막 빙하기였던 2만 년 전의 지구 모습이다. 1만 년 이후 지구는 따뜻한 간빙기가 찾아왔다. 빙하 분석으로 알아낸 80만 년 동안의 지구 기후는 주기적으로 변해왔다. 빙하기와 간빙기가 번갈아 나타난 것이다. 기후변화의 가장 큰 원인은 태양에너지의 변화다. 지구의 공전 궤도 변화, 지축 변화, 세차운동이 맞물리면서 빙하기가 찾아오곤 한다. 기후는 태양에너지 외에도 대기순환의 변화, 해류의 변화, 화산 활동, 빙하의 해빙 등에도 영향을 받는다. 그러나 가장 큰 영향을 미치는 것은 단연 온실효과다. 지구에 들어온 태양에너지는 지표면을 데운다. 더워진 지표면은 외기外氣로 열을 방출한다. 그런데 온실가스는 외기로 열이 방출되는 것을 막는다. 온실가스가 많을수록 지구의 기온은 올라간다. 온실가스에는 이산화탄소, 메탄 등이 대표적이다.

지구 역사상 온실가스 농도는 언제나 기후에 맞춰 변화 일정 수준을 넘지 않았다. 아무리 이산화탄소 농도가 높을 때라도 300ppm을 넘지 않았다. 그러나 1850년대 이후부터 온실가스의 양이 급증했다. 2016년 6월에 406.81ppm[47]을 기록했다. 지구 온실가스 농도가 395ppm 이상 올라서는 안 된다고 필자가 강의하던 때가 6년 전이다. 그런데 이 마지노선이 무너졌다. 왜 이렇게 온실가스의 양이 증가하는 것일까? 20세기 초 이산화탄소의 연간 배출량은 1억 톤이었다. 그러나 2010년에는 70억 톤 이상으로 늘었다. 지구 자체적으로 흡수하는 양은 30억 톤이다. 그렇다면 40억 톤 이상은 대기에 축적되어 온실효과를 높이는 것이다.

47 이산화탄소의 지구대표관측소는 하와이의 마우나로아(Mauna Loa) 관측소다. 그런데 2013년에 지구 역사상 수백만 년 만에 이산화탄소의 대기 중 농도가 400ppm을 돌파했다. 그리고 3년 만에 406.81ppm의 최고 농도를 기록했다. 이제 과거 교과서에 있는 대기 중의 이산화탄소 0.03%는 0.04%로 수정되어야 한다.

여기에다가 메탄이 지구에 축적되는 양은 약 3,000만 톤이다. 메탄은 온실효과가 이산화탄소에 비해 73배나 높아서 소량이라도 온실효과에 많은 영향을 미친다.

2. 기후변화가 만드는 세상

기온의 상승은 이상폭염과 식량감산을 가져온다

그렇다면 지구온난화로 인해 지구의 미래는 어떻게 변해갈까? 지구온난화의 가장 큰 영향은 기온의 상승이다. 2016년 여름은 그야말로 강력한 폭염이 강타했다. 낮에는 도시가 지글지글 끓었다. 밤에는 가마솥 같은 열대야가 계속되었고, 에어컨이 없으면 도저히 살 수 없어 밤새 트는 바람에 엄청난 전기요금 폭탄을 맞았다. 그런데 폭염은 우리나라만 강타한 것이 아니었다. 중동, 미국, 인도, 중국, 일본 등 전 세계가 극찜통더위에 고통받았다.

왜 이렇게 지구가 끓었던 것일까? 가장 근본적인 이유는 지구온난화다. 세계기상기구WMO, World Meteorological Organization는 "2016년이 지구 역사상 가장 무더운 해가 될 것이다"라는 전망을 내놓았고, 실제로 2016년은 가장 무더운 해였다. 미 해양대기국NOAA, National Oceanic Atmosperic Administration은 2016년 8월이 기상관측을 시작한 이래 137년 만에 가장 기온이 높았다고 밝혔다. 세계기상기구는 2020년이면 현재 기후 평균보다 폭염일수가 2배, 2040년이면 4배 이상 증가할 것이라고 전망한다.

기온 상승이 미치는 영향에는 무엇이 있을까? 가장 먼저 인류의 건강에 큰 영향을 미칠 것이다. 2003년 38~40℃의 폭염이 유럽을 강타했다. 세계에서 의료나 복지 인프라가 가장 잘 되어 있다는 유럽에서 무려

7만 5,000명이 폭염으로 죽었다. 2011년 러시아에서도 5만 명이 폭염으로 숨졌다. 2016년에도 폭염으로 많은 나라에서 수많은 인명이 희생당했다. 폭염은 생존자들에게도 건강에 치명적인 영향을 미친다. 기후학자들은 미래에는 유럽이나 러시아 대량 사망 사태와 비슷한 비극이 수시로 나타날 것이라고 전망한다.

기온 상승이 미치는 두 번째 영향이 식량 감산이다. 기후변화에 가장 취약한 산업이 1차 산업인 농업이다. 가물거나 폭우가 내리거나 태풍이 불면 바로 직격탄을 맞는다. 농업은 단기적인 날씨변화는 물론 장기적인 기후변화에도 큰 영향을 받는다. 우리나라의 예를 들어보자. "기후변화로 2050년 우리나라 쌀 자급률은 50% 미만으로 떨어집니다." 한국농촌경제연구원의 예측이다. 그나마 지금 우리나라에서 유일하게 식량자급을 하는 식량이 쌀이다. 그러나 기후변화는 쌀마저 자급률을 50% 이하로 떨어뜨린다는 것이다. 그렇다면 우리에게 제2의 주식인 밀 사정은 어떨까? 밀 자급률은 겨우 1%다. 99%는 수입해야 한다. 그런데 지구온난화로 인한 기후변화는 밀 전망도 우울하게 만든다. 2015년 미국을 비롯한 16개국 밀 관련 학자 53명이 한자리에 모여 다양한 자료를 통해 시뮬레이션을 했다. 그랬더니 지구 평균기온이 1℃ 상승할 때마다 전 세계 밀 생산량은 6%씩 줄어들더라는 것이다.

쌀과 밀만 문제일까? 보리, 콩, 옥수수도 다 생산량이 줄어든다. 역사를 보면 인류 문명에 가장 큰 영향을 미친 것이 식량 부족이었다. 인류가 급속도로 인구가 늘어난 계기가 농업을 시작하면서부터다. 인류 초기 문명인 이집트 문명, 메소포타미아 문명, 인더스 문명 등이 사라진 것은 농업이 붕괴했기 때문이다. 가장 기본적인 식량 문제가 해결되지 않으면 문명은 멸망할 수밖에 없다. 그런데 최근 이런 위기가 지구에 닥치고 있다고 기후 전문가들은 말한다. 지구온난화로 인한 기온 상승은 심각한 식량 감산을 불러오기 때문이다. 이로 인한 문명의 존립 위기와 극심한 경제 위기는 필연적이 될 것이다.

빙하가 녹으면 북극곰과 펭귄만 죽을까?

2015년 말에 연이어 기상이변이 속출했다. 미국 동부 지역으로는 성탄절에 벚꽃이 피어 '핑크 크리스마스'가 되었다. 한겨울에 영상 25℃라니! 그런데 그 다음 주에 영하 25℃의 혹한과 폭설이 강타했다. 이처럼 극과 극의 널뛰기식 날씨가 생긴 원인은 무엇일까? 지구온난화로 인해 빙하가 많이 녹았기 때문이다. 전 지구 기온이 상승하게 되면 빙하가 많이 녹는다. 미국 극지과학센터Polar Science Center는 2016년 6월 빙하 최대 체적은 2만 2,500세제곱킬로미터로 2015년에 비해 1,700세제곱킬로미터 정도 감소했음을 밝혀냈다. 이것은 위성관측 이후로 역대 최대 체적을 기록한 1979년보다 무려 32%나 적은 빙하 양이다.

북극과 남극의 빙하가 녹으면 무슨 일이 생길까? 첫째, 지구 기온이 높아진다. 빙하는 알베도albedo[48]가 높아 대부분의 태양빛을 우주로 돌려보낸다. 그런데 빙하가 녹으면 태양빛 반사효과가 적어져 지구 기온이 상승하는 것이다. 둘째, 해류의 흐름을 변화시켜 소빙하기가 올 수도 있다. 세계의 해류를 움직이는 원동력은 심해에 흐르고 있는 열염대순환 해류[49]다. 이 심해 해류가 만들어지는 곳이 북극 근처의 바다다. 빙하가

---

48 빛을 반사하는 정도를 수치로 나타낸 것으로 반사율이라고도 한다.
49 해수의 밀도는 수온과 염분에 의해 결정되기 때문에 열염대류라고 한다.

녹아 바닷물의 염도가 낮아지고 해수 온도도 상승하면 해저의 열염대순환해류가 멈춘다. 그러면 해수면으로 흐르는 표층 난류도 흐르지 않게 된다. 북반구 고위도 지역으로는 난류가 북상하지 못하면서 소빙하기가 찾아올 수밖에 없다. 이것은 가설이 아니다. 1만 3000년 전에 해류 변화로 인해 영거 드라이아스Younger Dryas라는 소빙하기가 찾아왔었다.[50] 셋째, 빙하가 많이 녹으면 당장 우리나라 겨울 날씨가 춥다. 겨울 기압계를 변화시키기 때문이다. 빙하가 녹으면 북극곰과 펭귄만 죽는 것이 아니다. 인류도 생존에 많은 영향을 받게 된다.

해수면 상승으로 인천이 물에 잠긴다?

"해수면 상승으로 터전을 잃은 자국민들이 선진국으로 이민해서 일자리를 구할 수 있게 지원해주십시오." 2015년 10월, 피지Fiji, 키리바시Kiribati, 투발루Tuvalu, 토켈라우Tokelau 등 남태평양 섬나라 정상들의 합동성명 내용이다. 그러나 어느 나라도 이들의 지원 호소를 귀 기울여 듣지 않았다. 그건 그들 나라의 일이라고 생각하기 때문이다.

해수면 상승의 원인은 무엇일까? 빙하가 녹기 때문이다. 해수면 상승으로 직접적인 피해를 입는 나라들은 저지대 국가나 남태평양 섬나라들이다. 남태평양 한가운데 위치한 투발루는 9개의 아름다운 산호섬으로 이루어져 있다. 이 섬들은 해발고도가 3미터 정도라서 조금만 바닷물이 불어나도 섬이 물에 잠긴다. 9개의 섬 중 2개의 섬들은 이미 가라앉았다. 이런 추세라면 나머지 섬들도 50년 뒤에는 완전히 가라앉게 될 것이

---

50 영화 〈투모로우〉가 바로 열염대순환이 멈추면서 소빙하기가 온다는 설정으로 만들어졌다.

다. 몰디브Maldives나 키리바시, 파푸아뉴기니Papua New Guinea도 비슷하다. 섬나라는 아니지만 해수면 상승으로 직격탄을 맞고 있는 나라가 방글라데시다. 2050년이면 전 국토의 17%가 침수되어 무려 2,000만 명이 기후난민이 될 전망이다. 물의 도시 베네치아Venezia도 70년 뒤에는 역사책에서나 보게 될 것이라고 한다.

비영리단체인 클라이밋 센트럴Climate Central은 2015년 11월 지구 평균기온이 4℃ 오르면 현재 6억 명 이상이 살고 있는 지역이 물에 잠긴다고 발표했다. 미국 뉴욕, 중국 상하이, 인도 뭄바이, 호주 시드니, 영국 런던 등의 대도시와 해안 지역이 침수된다는 것이다. 이외에도 중국과 한국 등 아시아 지역의 피해가 클 것으로 예상했다.

그런데 이 나라들은 땅이 바닷물에 잠기는 직접적인 피해 이전에 간접적인 피해를 먼저 입는다. 먼저 파도가 높아지고 해일이 강해진다. 쓰나미나 폭풍해일이나 태풍, 홍수에 무척 취약해진다. 두 번째로 마실 물이 사라진다. 해변 지역은 지하수에 바닷물이 섞이면서 짠물이 되기 때문이다. 염분으로 농작물도 죽어가면서 섬이나 해안지대는 죽음의 땅으로 진행형이다. 그야말로 '쿠오바디스Quo vadis'다.

사막화는 당장 우리에게도 영향을 미친다

"최근 전 세계적인 정치, 경제 불안정을 이루는 지역들의 공통점은?" 대부분 사막화의 영향을 받는 지역들이다. 대규모 난민사태를 가져온 중동의 시리아 지역, 심각한 내전으로 몸살을 앓는 아프리카 지역들이 해당된다. 사막화로 인한 농업 파산, 초지 부족이 주원인이다. 사막화란 사막 주변과 초원 지대에서 기후변화, 인간 활동 등에 의해 토양의 질이 저하되어 점차 사막으로 변하는 현상이다. 사막화는 지역마다 발생 원인이 다르다. 아시아와 유럽, 중남미의 사막화는 삼림 파괴가 가장 큰 원인이다. 아프리카와 호주는 과다한 목축이 사막화를 불러온다. 미국은 과잉 경작이 사막화를 가져온다. 독특한 것은 아마존 강 상류 지역의 사막화다. 이 지역은 열대우림이 난개발로 사라지면서 사막으로 변해가고 있다. 현재 사막화가 진행되는 지역은 지구 전체 면적의 약 30%에 달한다.

  사막화는 어떤 영향을 미칠까? 가장 심각한 것은 생물종이 사라지는 것이다. 아울러 식생이 사라지면서 토양 침식이 확대된다. 사막화가 진행되면 토양 내에 염류가 많아진다. 땅이 황폐해지면서 농작물 감산으로 이어져 극심한 식량난이 발생한다. 또 다른 영향은 삼림이 사라지면서 기후가 변하는 것이다. 지표면의 태양에너지 반사율이 증가하면 지표면의 온도가 낮아지고 추워진 지표면에는 고기압이 자리 잡는다. 건조한 하강기류가 만들어져 비가 오지 않는다. 토양 수분이 적어지면 사막화는 더욱 빠른 속도로 진행된다. 문제는 사막화가 그 나라에만 영향을 미치지 않는다는 점이다. 일례로 중국의 심각한 사막화로 당장 우리나라가 황사나 미세먼지의 영향을 받는다. 잘 알려진 사실은 아니지만 북한도 사막화가 심각하게 진행되고 있다. 무차별적인 벌목과 환경파괴 때문이다. 그러다 보니 비만 조금 와도 피해가 엄청 커지게 된다. 2016년 10월에 발생한 함경도의 심각한 수해도 이 때문이다. 북한도 우리 국토인데 정말 큰일이다.

코끼리같이 다가오는 가뭄

미래학자들이 가장 염려하는 것은 태풍이나 집중호우, 쓰나미가 아니다.

눈에 보이는 홍수와 태풍은 사자나 늑대의 공격 정도다. 그런데 더 무서운 것은 은밀하고 완만하게 닥치는 가뭄이다. 혹자는 그것을 코끼리에 비유한다. "코끼리는 아무런 소리도 없이, 은밀하게 다가올 수 있다. 코끼리가 왔다는 사실을 알고 나면 피하기에는 너무 늦다"라고 말이다. 역사를 보면 가뭄은 대기근을 가져오면서 찬란했던 고대 문명을 수도 없이 몰락시켰다.

인류 문명의 기원이라고 하는 메소포타미아 문명을 멸망시킨 것도 가뭄이었다. 4200년 전부터 약 300년 동안 건조화로 인한 극심한 가뭄이 지속되면서 망하고 만 것이다. 중남미 지역의 찬란한 마야 문명도 가뭄의 희생양이다. 이집트 문명도, 인더스 문명도, 앙코르와트 문명도 다 가뭄으로 인해 종말을 고했다. 어떤 기상현상으로도 문명이 멸망하지는 않았다. 그러나 가뭄은 다르다. 그만큼 피해가 상상을 초월한다는 뜻이다.

가뭄은 비가 오랫동안 오지 않거나 적게 오는 기간이 지속되는 현상이다. 기후학적으로는 연강수량이 기후 값의 75% 이하이면 가뭄, 50% 이하이면 심한 가뭄으로 분류한다. "지구온난화로 인해 눈이 적게 내리고 빙산이 감소하며, 전 지구적 강우 패턴이 바뀔 겁니다." 기후전문가들은 21세기 중엽이 되면 고위도 지역이나 일부 다습한 열대 지역에는 강우량이 40% 증가하겠지만 남유럽과 미국 남서부, 아프리카 사헬Sahel 지역 등 건조한 열대 지역에서는 강우량이 30% 이상 감소할 것으로 예상한다. 이 지역에 해당하는 전 지구 면적의 19%인 3,000만제곱킬로미터가 심각한 가뭄에 처할 것이라는 거다. 빙하와 적설량이 감소하면서 용설수가 고갈되면 수십억 명 이상의 사람들이 영향을 받게 될 것이다. 제

2의 다르푸르Darfur 사태[51]가 발생할 가능성이 높다는 말이다.

21세기 국제 간 분쟁은 물 때문에 일어난다

"20세기의 국제 간 분쟁 원인이 석유였다면, 21세기에는 물이 원인이 될 것이다." 2009년 스웨덴 스톡홀름Stockholm에서 열린 국제 물 심포지엄에서 세계물정책연구소장이 한 말이다. 이 심포지엄에서는 세계 80여 개 나라에서 전 세계 인구의 40%에 해당하는 사람들이 먹는 물 문제로 고통받고 있다고 발표했다. 미국의 환경·인구 연구기관인 국제인구행동연구소PAI, Population Action International는 "현재 5억 5,000만 명이 물 부족 국가나 물 기근 국가에 살고 있고, 2025년까지 이 수가 24억~34억 명으로 확대될 것이다"라고 말한다.

기온이 상승하면 물 문제가 발생한다. "미래 세계의 가장 큰 문제는 물과 에너지, 그리고 기후일 것이다." 미 국방부의 미래 예측에 나오는 말이다. 물은 미래뿐 아니라 현재의 문제이기도 하다. 이미 많은 나라가 물 문제로 고통받고 있기 때문이다. 우리나라도 2015년 봄에 가뭄으로 물 문제가 심각하게 대두된 적이 있다. 특히 아프리카나 동남아, 중동 국가들이 물 문제로 고통받고 있다. 아프리카의 경우 물의 양적인 부족만이 아니라 물 오염이 너무 심각하다. 우리 인근 국가인 중국의 물 문제도 매우 심각하다. 이미 450곳이 넘는 도시들이 물 부족을 겪고 있고, 3억 명은 식수 공급을 충분히 받지 못하고 있다. 미 국방부가 미래 예측에서 인

---

51 1990년대에 아프리카의 수단에 위치한 다르푸르 지역은 극심한 가뭄으로 사막이 확대되었다. 그러자 북부 아랍계 유목민들이 수자원의 고갈을 피해 남부 농경 지역 기독교계 흑인을 본격적으로 약탈하기 시작하면서 남북부 종족 간의 내전이 발생했다.

도와 파키스탄 간에 최초의 핵전쟁이 발생할 것으로 보는 것은 바로 물 문제 때문이다. 히말라야 빙하가 녹고 나면 극심한 식수 문제가 발생할 가능성이 높다. 이젠 물이 석유 가격보다 비싸질 것이라고 미국국제금융센터는 전망한다. 지금 스페인이 유조선에 물을 실어 수입하는 것은 물이 차지하는 미래 경제의 한 단면을 보여준다.

산림과 자연환경파괴 뒤에는 극심한 재앙뿐이다

카리브 해에 히스파니올라Hispaniola라는 섬이 있다. 이 섬 안에 2개의 나라가 있다. 아이티와 도미니카 공화국이다. 유럽인들은 이곳에 사탕수수, 커피 농장을 만들고 흑인 노예들을 실어와 농사를 지었다. 이때 아프리카에서 실려온 흑인들이 두 나라의 조상이 된다. 한 섬에 있는 두 나라는 너무나 대별되는 모습을 보인다. 아이티는 무분별한 벌목으로 전 국토가 민둥산이 되어버린 반면에 도미니카 공화국은 계속 식목을 해오면서 산림이 푸르다. 이 차이는 무엇일까? 산림 등의 환경파괴는 토양 침식을 불러와 땅이 피폐해진다. 태풍이나 홍수의 피해를 줄여줄 완충지가 없다. 그러다 보니 아이티는 태풍이나 지진 등의 자연재해에 엄청난 피해를 입는다.

예를 들어보자. 2016년 10월 초강력 허리케인 매튜Matthew가 히스파니올라 섬을 강타했다. 아이티에서는 1,000명 이상이 죽었는데, 도미니카 공화국에서는 겨우 4명이 죽었다. 2004년 대형 허리케인 잔느Jeanne가 히스파니올라 섬을 관통해 지나갔다. 이때도 아이티에서는 3,000명이 사망했는데 도미니카 공화국에서는 19명만 죽었다. 2011년 규모 7의 강진이 히스파니올라 섬을 강타했다. 이때도 아이티에서는 약 30만 명이 사망했으나, 도미니카 공화국에서는 단 한 명도 죽은 사람이 없었다.

산림 등의 자연 인프라^{infrastructure}(기반시설) 구축은 기후변화를 늦추고 피해를 줄여준다. 지구에서 가장 큰 산림 파괴는 현재 아마존 우림에서 벌어지고 있다. 우림을 베어내고 사탕수수 농장을 지으면 그 땅에 사막화가 이루어진다. 최근에는 지구 기온이 상승하면서 대형 산불이 많이 발생하고 있다. 대형 산불은 엄청난 인명과 재산 피해를 가져온다. 그런데 더 큰 문제는 환경 생태계가 파괴되고 지구온난화는 더 심해진다는 것이다. 산림훼손과 대형 산불은 지구의 산소량을 줄이고, 온실가스는 급격히 증가시킨다. 산림과 환경파괴는 극심한 재앙의 악순환을 불러올 것이라는 이야기다.

자외선 증가와 오존층 파괴는 인간의 탐욕 때문이다

"사람이 지구에서 건강하게 살 수 있는 건 오존층 때문이라면서요? 오존층이 지구를 태양의 자외선으로부터 막아주는 방패 역할을 하기 때문이래요." 지구과학 시간에 오존층에 대해 배웠다면서 늦둥이는 엄청 신기해한다. 성층권에 있는 오존의 양을 두께로 환산하면 3밀리미터 정도밖에 되지 않는다. 정말 적은 양이다. 그럼에도 오존은 지구 생명체에게 절대적인 수호자 역할을 한다. 오존층이 파괴되면 어떤 일이 발생할까? 태양 자외선이 그대로 지구로 들어온다. 생물체가 직접 쬐면 피부가 타고 피부암과 백내장[52] 환자가 급증한다. 인체의 면역 기능도 떨어진다. 식물의 경우에는 광합성이 잘 일어나지 않는다. 바다 식물성 플랑크톤의 광합성 작용도 억제된다. 그러면 생태계 먹이사슬의 기초가 무너지고, 지구는 인간과 동식물이 살아갈 수 없는 환경이 된다. 오존층은 인간의 무분별한 화학용제 사용으로 줄어들고 있었다.

다행히 1989년 몬트리올 의정서가 채택되었다. 오존층을 파괴하는 물질의 사용을 규제하자는 것이다. 냉장고나 에어컨의 냉매로 프레온 가스 등을 사용하지 못하게 했다. 이때부터 오존층 파괴는 적어지기 시작하다가 최근에 국지적으로 파괴 면적이 증가하고 있다. 일본과 노르웨이 등의 공동연구팀의 연구에 의하면 오존층이 많이 파괴되면 지구온난화가 급가속하고 집중호우 등의 기상이변도 더 많이 발생한다고 한다. 지구 생태계를 살리려는 노력이 필요하다.

은밀한 살인자, 대기오염이 심각해진다

인류 생존의 위협으로 다가오는 것이 있다. 바로 대기오염air pollution이다. 대기오염은 인간 활동으로 인한 대기상의 환경오염을 말한다. 먼저 봄이면 우리에게 다가오는 대기오염의 하나가 황사다. 중국의 사막화가 심해지다 보니 황사와 흙비는 매년 증가한다. 황사는 모래먼지만 우리나라로 날아오는 것이 아니다. 중국의 공업지대를 지나오면서 중금속 등의 오염물질을 끌고 한반도로 날아온다. 최근에 우리에게 가장 민감한 것이 미세먼지다. 우리나라 사람들은 미세먼지가 나쁨 단계라고 발표해도 황사마스크를 잘 쓰지 않는다. 대기오염이 사람들에게 주는 해악에 대한 인식이 약하기 때문이다. 그러나 미세먼지는 우리가 상상하는 이상으로 건강에 매우 나쁘다. 오죽하면 미세먼지를 '은밀한 살인자'

---

52 자외선에는 자외선 A, 자외선 B, 자외선 C가 있다. 이 중 자외선 C는 성층권에 있는 오존이 다 흡수해 지상까지 내려오지는 않는다. 자외선 A는 색소침착, 피부염을 동반하고, 자외선 B는 피부암과 백내장에 영향을 미친다.

라고 부르겠는가! 그런데 미세먼지는 대기오염물질 중 한 종류일 뿐이다. 대기오염물질은 미세먼지뿐 아니라 이산화탄소, 오존, 라돈, 유독가스 등 수없이 많다.

역사를 보면 대기오염으로 인해 사람과 자연이 심각한 피해를 입은 적이 많다. 자연적인 대기오염도 있지만, 인간에 의해 만들어진 인위적인 대기오염이 대부분이다. 최근 들어 대기오염은 인간에 의해 만들어진 인위적 발생원에 크게 영향을 받는다. 대기오염은 경제적·사회적 변천이 시작되는 11세기부터 시작되었다고 본다. 그러나 18세기 산업혁명 이후 경제성장이 본격화되면서 대기오염이 가속화되었다. 에너지 소비 증가에 따른 오염물질의 증가가 대표적이다. 인구증가 및 웰빙에 따른 난방 증가, 자동차의 급속한 증가가 주요 요인이다. 철강이나 금속제련, 석유정제 등의 규모가 확대되면서 중금속 등의 유해물질이 다량 발생하고 있다. 이런 유해물질들은 미세먼지나 초미세먼지에 섞여 인간에게 직접적인 영향을 미친다. 유독가스 산업체의 생산이나 저장, 수송 과정에서 돌발적인 사고로 유독가스가 누출되어 발생하는 대기오염도 있다. 태양에 의해 만들어지는 2차 오염인 광화학물질[53]도 만만치 않다. 이런 물질은 좁은 지역에 치명적인 피해를 가져온다는 특징이 있다. 대기오염은 지구인의 건강에 심각한 해악을 가져올 것이다.

---

53 1964년 로스엔젤레스에서 처음 발견된 현상으로 가장 많이 만들어지는 광화학물질이 오존이다. 우리나라도 한여름 일사가 강하고 기온이 높을 때 자동차가 정체하는 지역에서 오존특보가 발령될 정도로 자주 만들어지는 물질이다.

산업화가 만드는 산성비와 산성눈은 너무 심각하다

비가 내릴 때 어떤 색을 띠는가는 비의 응결핵 입자에 따라 달라진다. 황사로 내리는 비가 황토 색깔을 띠는 이유는 누런 모래가 응결핵이 되기 때문이다. 검은 비가 내리려면 검은색 응결핵이 존재해야 한다. 예전에 걸프 전쟁이 벌어졌을 때 검은 비가 내린 적이 있다. 당시 쿠웨이트를 점령한 이라크가 쿠웨이트 유정油井 500여 개를 불태웠다. 불타는 쿠웨이트의 유정에서 치솟은 검은 연기로 검은 비가 내린 것이다. 이 사례는 검은 비가 심각한 대기오염물질 때문이라는 증거다. 그럼 검은 비는 다른 나라만의 이야기일까? 그렇지 않다. 우리나라에서도 검은 비가 내린 적이 있다. 2013년 6월 전남 여수에서 검은 비가 내린 적이 있는데, 원인을 분석해보니 인근 율촌산업단지의 공장에서 배출된 오염물질 때문이었다.

섬뜩한 붉은 핏빛 비가 내린 적도 있다. 붉은 비는 유럽에서 가끔 내린다. 사하라 사막의 붉은 모래가 날려가 유럽에서 비에 섞여 내린다. 이때의 붉은 비는 농도가 낮아 그렇게 나빠 보이지는 않는다. 그런데 2001년과 2012년에 인도에 내린 붉은 비는 섬뜩했다고 한다. 사람의 핏빛을 연상시킬 만큼 무척 농도가 강했다. 비의 성분을 분석해보니 붉은색을 띠는 중금속이었다고 한다. 희한한 비 색깔도 있다. 2016년 2월, 미국 북서부 일부 지역에서 '우유빛깔' 비가 내렸다. 미 기상당국은 러시아에서 날아온 화산재와 오리건 주 화재 분진의 영향이라고 밝혔다. 이제 앞으로 어떤 색깔의 비가 내릴까 가끔 걱정이 된다.

그런데 이런 색깔이 있는 비는 매우 위험하다. 중금속이 많이 함유되어 있고 또 산성도도 매우 높기 때문이다. "하얗고 깨끗한 눈? 오염덩어

리입니다." 2013년 12월 초 모 일간지의 기사 제목이다. 자동차나 공장에서 배출되는 화학물질이 수증기와 만나 황산염, 질산염 등 유해물질로 바뀐다. 유해물질은 눈 입자와 결합해 땅으로 내려온다. 눈 안에 유해물질이 가득 찬 강한 산성눈이 될 수밖에 없는 이유다. '산성눈'은 pH(수소이온농도) 5.6 이하인 경우를 말한다. 지금까지는 2013년 1월 충남 태안에 내린 눈의 산성도가 pH 3.9로 가장 강했다. 이는 정상 눈보다 산성도가 50배 강한 정도로 거의 '식초' 수준이다. 지구온난화와 급속한 공업화, 늘어나는 차량, 난방 소비의 급격한 증가는 공기를 유해물질투성이로 바꿔버렸다. 여기에 더해 중국에서 날아오는 스모그smog[54]가 눈을 강한 산성 눈으로 바꾸고 있다. 대기오염은 인류의 건강 해악, 생물 멸종, 문화재나 건물의 부식을 초래한다. 대기오염을 줄이려는 노력이 정말 필요한 때다.

3. 기후변화는 전염병을 부른다

기온이 상승하면 전염병이 많이 발생한다. 2015년에 우리나라를 뒤흔든 메르스바이러스MERS-CoV도 기후변화로 발생한 전염병이다. 미래예언가 스캘리온은 '악성 바이러스로 인한 지구재앙설'을 주장한다. 지구온난화로 인해 특유의 번식 환경이 조성된다는 거다. 그러면 보통의 바이러스와 다른 구조를 가진 변종들이 생길 가능성이 그 어느 때보다 높아진다고 한다. 그가 말하는 최악의 시나리오에는 바이러스의 범유행pandemic이 가져올 전 지구적인 대몰살이 포함되어 있다. 세계보건기구는

---

54 스모그는 연기(smoke)와 안개(fog)의 합성어다.

평균기온이 1℃ 올라갈 때마다 전염병이 4.7% 늘어난다고 경고한다.

야생진드기바이러스나 웨스트나일바이러스는 기온이 높아지는 여름이 다가오면 더 창궐한다. 그런데 바이러스가 무서운 것은 변종이 발생하기 때문이다. 치료약이 개발되기 전에 발생하면 엄청난 희생자를 가져온다. 1918년의 스페인독감으로 5,000만 명이 죽었다. 1957년과 1968년에 발생한 아시아독감으로 180만 명이 사망했다. 2009년 30만 명의 사망자를 가져온 신종플루도 있다. 전부 변종 바이러스로 인한 재앙이라는 공통점이 있다. 말라리아와 뎅기열로 목숨을 잃은 사람도 한 해 50만 명에 이른다. 최근에는 전 세계적으로 독특한 변종 바이러스가 판을 치고 있다. 사우디아라비아와 유럽에서는 신종 코로나바이러스 HCoV-EMC, 미국 등에서는 웨스트나일바이러스가 창궐했다. 우리나라도 예외는 아니다. 2015년에는 메르스바이러스로 경제 피해만 14조 원이나 발생했다. 또 듣지도 보지도 못했던 야생(살인)진드기가 전국을 공포 신드롬에 빠뜨렸다.

세계보건기구와 기상청[55]은 기후변화가 건강에 미치는 직간접적인 영향을 제시하고 있는데, 기후변화의 직접적인 영향은 대기 온도 변화가 인체 생리에 직접 영향을 미치는 고온으로 인한 열사병 등 온열질환을 들 수 있다. 또한 홍수, 화재, 허리케인과 같은 극단적인 날씨는 죽음이나 자살과 직접적인 관련이 있다. 기후변화의 간접적인 영향으로는 많은 매개체 감염질환과 감염성 질환을 들 수 있다. 감염성 질환의 형태는 해마다 변화하고 있다. 가뭄과 태풍 피해로 인한 농산물 감소도 문제다.

---

55 기상청, 「지역기후변화 보고서」, 서울, 2011. 12.

농산물 감소는 영양실조로 이어지고 그로 인한 면역력 약화는 건강에 영향을 미칠 것이다. 또한 오존층 파괴로 인한 자외선 증가로 피부암 발생이 증가할 것이다.[56] 아주대학교 연구[57]에 의하면, 인체 건강에 영향을 미치는 기후변화의 원인은 폭염, 기상재해, 대기오염, 동물 매개 전염병, 물과 식품 매개 전염병 등이다.

세계보건기구는 기후변화로 인한 기상이변이 매년 몇 만 명의 사람들을 죽인다고 한다. 그리고 어마어마한 경제적 피해와 더불어 인간의 심리적 안정을 서서히 해친다고 말한다. 홍수와 사이클론cyclon(열대성 저기압)은 전염성 질병 발생을 가져오며, 공공의료시설이 수용할 수 있는 한계를 넘어섰을 때 다른 건강 경제 기반을 손상시킨다. 인류의 건강을 위해 필수적인 보건체계, 사회적 보호 범위까지도 타격을 받는다. 그리고 장기적인 기후변화는 이러한 문제들을 더 악화시킬 수 있다고 경고한다.[58]

기후변화가 건강에 미치는 영향에 대해 한 가지 더 알아보자. 미국 메릴랜드Maryland 주 보건정신위생부Department of Health and Mental Hygiene는 기후변화가 건강에 미치는 영향을 위의 표와 같이 정리하고 있다.[59] 이들은 이미 일어나고 있는 기후변화로 극심한 강수, 기온 상승, 습도 상승, 해수면 상승을 꼽았다. 이로 인해 미래에 일어날 현상으로 대기오염의 증가, 열파 증가, 식수오염, 환경과 서식지 변화, 심한 폭풍과 홍수, 가뭄과 산불,

56 신호성·추장민·임종한, "사회보건 분야 기후변화 취약성 평가 및 적응역량 강화: 기후변화 녹색성장종합연구", 2010.

57 장재연, "기후변화의 건강영향과 보험 산업", 아주대학교, 2013.

58 세계보건기구(WHO), "건강과 기후 지도(ATLAS of Health and Climate)", 2012.

59 http://phpa.dhmh.maryland.gov

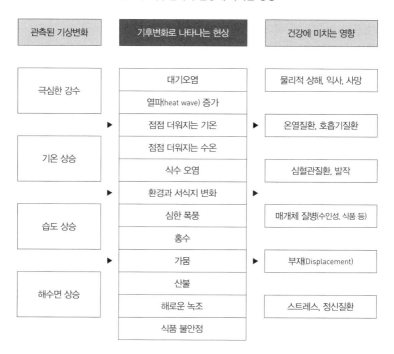

〈표 1〉 기후변화가 건강에 미치는 영향

관측된 기상변화	기후변화로 나타나는 현상	건강에 미치는 영향
극심한 강수	대기오염	물리적 상해, 익사, 사망
	열파(heat wave) 증가	
	점점 더워지는 기온	온열질환, 호흡기질환
	점점 더워지는 수온	
기온 상승	식수 오염	심혈관질환, 발작
	환경과 서식지 변화	
	심한 폭풍	매개체 질병(수인성, 식품 등)
습도 상승	홍수	
	가뭄	부재(Displacement)
	산불	
해수면 상승	해로운 녹조	스트레스, 정신질환
	식품 불안정	

해로운 녹조 등을 들고 있고, 이것들이 인류의 건강에 미치는 영향으로 온열질환의 증가, 호흡기질환의 만연, 심혈관질환과 발작 증가, 매개체 질병의 창궐, 스트레스나 정신질환의 증가를 예상하고 있다(〈표 1〉 참조).

2017년 2월 28일 질병관리본부KCDC, Korea Centers for Disease Control and Prevention 는 "2017년 상반기에 메르스 주의하세요!"라고 밝혔다. 2015년 우리나라에 급속히 확산되었던 중동호흡기증후군(메르스)이 유행하고 있기 때문이라는 것이다. 현재 사우디아라비아를 중심으로 메르스가 유행하면서 올해만 37명이 발생해 12명이 이미 사망했다고 한다. 메르스는 2016년에도 중동에 유행하면서 85명이 사망했었다. 그러기에 국내 유입 가능성을 경계해야 한다는 것이다. 그리고 질병관리본부는 메르스를 포함해 올 상반기 중 특히 주의해야 할 10종의 감염병 발생 전망을 발표했다. 메르스와 함께 조류인플루엔자^AI 인체 감염, 모기 매개 감염증, 비브리오감염증, 바이러스성 출혈열, 유행성 이하선염, 수두, 수족구병, A형 간염, 레지오넬라증이다.

2017년 2월 현재 중국에서는 조류독감에 감염된 사람이 작년 10월 이후 429명에 달한다. 숲모기가 매개체인 지카바이러스^Zika virus와 뎅기열^dengue fever, 웨스트나일열 등도 주의해야 한다. 이들 감염증은 발열, 피부발진, 근육통, 림프절 비대 등의 증상이 나타내며 동남아와 아프리카, 중남미 등을 중심으로 발생하고 있다. 5월이 지나면서 우기가 시작되면 환자들이 대폭 늘어날 것으로 예상된다고 한다. 특히 지카바이러스는 소두증 신생아 출산의 원인이 될 수 있어서 임산부는 특히 주의해야 한다. 콜레라와 비브리오패혈증 등 병원성 비브리오 감염증 역시 해수 온도 상승으로 바이러스의 생육 조건이 최적화하면서 유행 가능성이 커졌다. 질병관리본부가 밝힌 10종의 감염병 모두 날씨와 기후에 절대적인 영향을 받는 질환들이다. 바로 기후변화가 이런 감염병을 유행시키고 있는 것이다. 기후변화로 만들어지는 변종 바이러스는 치료약도 백신도 없다는 특징이 있다. 이에 의학 전문가들이 긴장하고 있고, 또 다른 변종 바이러스가 창궐하면 수많은 인명이 희생될 것이라고 예측하는 이유는 이 때문이다.

꽃가루가 사람을 죽인다 ①

사람을 죽이는 것은 천연두만이 아니다. 생뚱맞게도 꽃가루도 사람을 죽인다.

"우리나라 꽃들에겐 / 설운 이름 너무 많다 / 이를테면 코딱지꽃 앉은 뱅이 좁쌀밥꽃 / 건드리면 끊어질 듯 / 바람 불면 쓰러질 듯 / 아, 그러나 그것들 일제히 피어나면 / 우리는 그날을 / 새봄이라 믿는다."(김동현의 시 「우리나라 꽃들에겐」)

봄철이 되면 민들레 꽃씨를 비롯하여 각종 꽃가루가 날리기 시작한다. 꽃가루로 인해 알레르기 환자들은 극심한 고통을 받는다. 꽃가루 알레르기는 바람을 매개로 해서 수분受粉을 하는 꽃 때문에 발생한다. 자작나무, 버드나무, 참나무, 소나무, 민들레의 꽃가루 등이 알레르기를 일으킨다. 온도가 올라가 바람이 많이 부는 날이면 노란 송화松花 가루와 버드나무 꽃가루가 천지를 뒤덮는다. 알레르기 증세를 가진 사람들은 꽃가루로 인해 비염성 재채기와 콧물 증세를 보인다. 어떤 사람은 천식 발작을 일으키기도 하고 결막염이나 피부염을 앓기도 한다. 기관지 천식은 비염보다 발병률이 낮지만 심한 경우 생명까지도 위험하다.

기후변화는 식물들의 개화기와 성장에 영향을 미치고, 알레르기성 오염물질의 농도와 분포에 영향을 미친다. 식물들은 날씨에 매우 민감하다. 기온 상승에 따라 꽃가루 생성이나 식물 종의 분포가 확산된다. 기후변화는 고초열hay fever, 枯草熱[60]과 같은 알레르기의 계절적 발생 시기 및 지속 기간에 영향을 미친다는 말이다.

천식과 알레르기비염의 발생은 유전적 소인이 있는 사람이 알레르기 항원에 노출되어 발생하는 질병이다. 알레르기 항원은 기도와 비점막의 과민 반응을 유발하여 알레르기 증상을 나타나게 한다. 항원에 노출된 시기와 정도가 천식과 알레르기비염 발생의 주요 결정 요소다. 스위스 바젤Basel에서 38년 동안 자작나무 꽃가루를 관찰한 결과, 이 기간 동안 꽃가루의 수와 지수, 일중 최고 수치가 지속적으로 증가했다. 기후변화가 꽃가루의 수를 증가시켜 꽃가루 항원에 감작[61]을 증가시킨다. 문제는 어린아이 때부터 꽃가루에 많이 노출되면 천식이나 알레르기 비염의 발생 위험이 증가한다는 점이다. 여기에 기후변화로 새로운 식물이 나타나면 새로운 알레르기 항원에 대한 감작이 문제가 될 수도 있다. 새로운 꽃가루 알레르기 항원의 증가는 알레르기 질환의 악화로 이어질 수 있기 때문이다.

---

60 봄부터 여름에 걸쳐 식물의 개화기에 나타나는 알레르기성 비염.

61 생체 내에 이종(異種) 항원을 주사 또는 경구적으로 투여한 후 일정 시간 후에 다시 같은 항원을 투여하면 아나필락시스(anaphylaxis)가 일어나는데, 이때 처음 투여된 항원에 대해 생체가 과민성을 나타냈다고 생각되기 때문에 그 전처치(前處置)를 '감작한다'고 말한다.

Chapter 9
공포의 신종 바이러스

1. 메르스코로나바이러스

메르스코로나바이러스란?

"상반기에 메르스 주의하세요." 질병관리본부가 2017년 2월, 10대 감염병을 발표했다. "2015년 우리나라에서 급속히 확산되었던 중동호흡기증후군middle east respiratory syndrome(메르스)이 사우디아라비아를 중심으로 여전히 유행하고 있어 국내 유입 가능성을 경계해야 한다"는 것이다. 질병관리본부는 메르스를 포함해 올 상반기 중 특히 주의해야 할 10종의 감염병 발생 전망을 발표했다. 메르스는 2016년에도 사우디아라비아, 아랍에미리트, 오만 등 중동 5개국에서 환자가 252명 발생해 이 중 85명이 사망했다. 올해(2017년)도 2월 현재 사우디아라비아에서 환자가 37명 발생해 12명이 사망했을 정도로 사망률이 높은 전염병이다.

아직 메르스코로나바이러스MERS Corona virus에 대한 학회보고나 연구 결과가 없다. 발생한 지 2년밖에 되지 않았기 때문이다. 가장 최근에 밝혀진 바이러스가 과거에는 사람에게서 발생하지 않은 새로운 유형의 코로나바이러스라고 할 수 있다. 2012년 사우디아라비아에서 처음 발견되었고, 중동 지역에서 집중적으로 발생하고 있는 변종 바이러스다. 2003년 아시아에서 발생한 뒤 전 세계로 확산되었으며 800명 가까운 사망자를 낸 사스severe acute respiratury syndrome(중증급성호흡기증후군)와 유사한 바이러스로 알려져 있다. 사스와 비슷하게 고열, 기침, 호흡곤란 등 심한 호흡기 증상을 보인다. 사스보다는 급성 신부전증 등 다발성 장기부전의 합병증 발생률이 높다. 이로 인해 사스보다 사망률이 6배가량 높다. 아주 치명적인 양상을 보이는 질병으로 초기에는 신종 코로나바이러스로 불렸다. 그러나 사우디아라비아를 비롯한 요르단, 카타르 등 중동 지역에서 환자가 집중적으로 발생하자 '메르스코로나바이러스' 감염으로 명명한 것이다.

2014년 5월 29일《아시아경제》에 "메르스 사망자 186명으로 증가"라는 제목으로 메르스 관련 기사가 실렸다. "사우디아라비아에서 메르스 코로나바이러스 감염으로 숨진 환자가 186명으로 증가했다. 28일(현지시간) 사우디 보건부는 웹사이트에서 메르스 감염 환자 6명이 추가로 사망했다며 이같이 밝혔다. 보건부는 또 환자 3명을 추가로 확인해 2012년 첫 환자가 발생한 이래 지금까지 사우디에서 확인된 메르스 감염 환자는 565명에 달한다고 전했다. 세계보건기구의 최신 공식 통계로는 첫 감염 환자가 확인된 2012년부터 지난 28일까지 전 세계에서 보고된 메르스 감염 환자는 636명이다. 이 중 193명이 숨져 치사율은 30.3%를 기록했다." 보도대로 치사율이 30%를 넘는다면 엄청나게 강력한 바이러스다. 사스의 경우 치사율이 7% 내외였다. 만일 감염률도 높아진다면 대유행병이 될 가능성이 높은 전염병이다.

우리나라의 메르스 대응

그런데 메르스가 대한민국을 뒤집어놓았다. 2015년 메르스가 발병하면서 우리나라는 메르스 신드롬에 빠져버렸다. 당시 질병관리본부의 발표를 보자. "메르스는 중동 지역을 여행한 후 입국한 사람에게서 2015년 5월 처음으로 확인되었으며, 가족과 의료기관 내에서 전파·확산되었고 7월 4일 마지막 환자가 확인되어 총 185명의 확진환자가 발생했다. 처음 확진환자는 국외 유입 사례이고 나머지는 모두 국내 발생건이다. 연령별로는 50대 41명, 70세 이상 37명, 60대 36명, 40대 31명, 30대 26명, 20대 13명, 10대 1명이었으며, 성별로는 남자 110명, 여자 75명이었다. 대부분 기저질환을 가진 환자들이 의료기관 내에서 감염된 사례들로 신고된 185명 중 38명(치명률 20.5%)이 사망했고 이들의 평균연령은 68세였다." 여기에서 기저질환이란 당뇨, 신부전, 만성폐질환, 면역결핍질환 등을 의미하고, 이런 질환들을 가진 사람이 감염율도 높고 예후도 안 좋았다.

메르스가 발생하면서 사람들은 불안해하고 혼란스러워하며 정부를 불신했다. 2015년 메르스 사태 당시 정부의 대응은 2003년 사스, 2009년 신종플루 당시의 정부 대응과 차이가 많이 난다. 2003년 사스와 2009년 신종플루 때에 정부는 경계에 만전을 기했다. 사스와 신종플루로 인한 대규모 환자 및 사망자 발생을 경계하여 공항과 항만에서의 국경 검역을 최우선적으로 조치했고, 이와 병행하여 국내 대응책을 마련했다. 검역 과정에서 의심환자를 검역을 통해 찾아내고 격리조치하는 등 방역활동의 성과를 국민들에게 알렸다. 신종플루의 경우에도 정부에서 무료로 예방백신과 항바이러스제를 제공함으로써 국민들의 신뢰를

얻은 측면이 있다. 그러나 2015년 메르스 사태의 경우는 대응책이 미비했다고 볼 수 있다. 이미 중동에서는 2012년 이후 1,054명의 환자가 발생했고 사망자 역시 456명에 달하는 등 치명률이 약 40%에 달하는 감염병이었다. 더구나 치료제와 예방백신이 개발되지 않은 상황이었다. 따라서 중동 지역을 다녀온 환자로 인해 단기간 내에 많은 환자가 발생하고 사망자가 늘어날 가능성이 있었다. 그럼에도 불구하고 대응이 미흡하여 유독 우리나라에서만 대규모로 발병했다.

보건당국의 초동 조치가 전면적으로 미흡했다. 정부의 감염병 대응 시나리오에는 구멍이 숭숭 뚫려 있었다. 예컨대 '메르스 대응 지침'을 보자. 의심환자 발생 시 지방자치단체와 병·의원이 취해야 할 조치가 28쪽에 걸쳐 상세히 적혀 있다. 그러나 초·중·고등학교나 회사에서 환자가 발생했을 때 등교 중지나 휴업을 결정할 법적 근거나 기준은 찾아볼 수 없었다. 2015년 '35번 환자'처럼 1,000여 명이 참석한 대규모 행사에 다녀간 환자가 나타나면 어느 범위까지 자가격리시킬지도 정해지지 않았다. 아울러 메르스 유행은 병원 내 감염과 환자들의 병원 내, 병원 간 이동으로 인해 증폭되었다고 할 정도로 의료기관의 잘못도 있었다. 질병에 대한 국민의 인식 역시 안이했다. 메르스 확산 당시 자가격리 중인 환자가 무료하다는 이유로 다른 지역으로 골프여행을 간 사례나, 메르스 확진환자 대부분이 가족이 병문안을 가거나 간호 중이었다는 것을 보면 알 수 있다.

사실 메르스는 단순히 의료계뿐 아니라 정치·경제적으로 엄청난 영향을 미쳤다. 38명의 사망자 외에 약 14조 원의 경제적 피해까지 있었다. 이런 것들이 새롭게 정비되고 발전되는 계기가 되었으면 한다. 미국의 경우 질병관리본부의 인력은 1만 5,000여 명으로, 우리나라의 질병관리본부보다 35배나 많다. 게다가 의료기관과 유기적으로 연결되어 있어 메르스를 초기에 효과적으로 잠재울 수 있었다. 당시 미국이나 홍콩 등의 방역대책과 치료는 우리에게 주는 교훈이 크다. 미국의 메르스 대응을 한번 보도록 하자. 첫 번째 환자를 확진한 인디애나 주 병원은 확진 이전 상태부터 환자를 완벽히 격리·치료함으로써 질병 확산을 완전히 봉쇄했다. 무방비 상태에서 환자와 접촉한 50명의 의료진을 즉각 격리시키고 음성 판정이 나올때까지 출근을 금지시켰다. 병원 내 의사부터 청소원까지 몸에 전자식별체계RFID를 부착해 위치를 확인했다. 입원실 출입 시 매번 기록을 남기도록 하여 환자에게 접근했던 대상 확인이 쉽도록 조치를 취했다. 감염의심환자는 입원병동으로 옮겨진 후에도 특별 환기구를 갖춘 독방에서 주치의의 관리를 받도록 했다. 그와 접촉하는 모든 사람들에게 의료용 장갑과 가운, 마스크, 보안경 착용을 의무화했다. 미국 인디애나 주 병원 응급센터 내 격리진료실에는 '음성 공기흐름 시스템'이 갖춰져 있었는데, 이것이 메르스 확산을 방지하는 데 도움이 되었다. 병원의 적극적인 정보공개 또한 확산 방지에 기여했다. 가장 중요한 것은 미국 정부가 이미 1년 전에 전문가들로 하여금 메르스 대응 방안을 마련하게 했다는 점이다. 그리고 이 방안대로 의료기관들이 메르스 예방과 치료를 했던 것이 피해가 전무한 결과를 만들어낸 것이다. 미국 질병관리본부는 빅데이터를 활용한 기술로 질병 지도를 작성하는 등 사후 예방이 아닌 사전 예방에 대한 투자와 연구도 활발히 진행하고 있다. 인공지능을 활용한 치료 및 예방책도 준비하고 있다. 이러한 적극적인 대응방안을 우리나라도 타산지석他山之石으로 삼아야 할 것이다.

메르스의 역학적·임상적 특징과 치료

메르스의 역학적 특징을 보자. 첫째, 메르스는 특히 기저질환(당뇨, 신부전, 만성 폐질환, 면역결핍질환)을 가진 사람에게서 중증의 급성호흡기질환을 일으킨다. 둘째, 모든 환자들이 직간접적으로 중동 지역(90% 사우디아라비아)과 연관이 있다. 셋째, 가족 간 전파와 의료기관에서의 제한적 전파로 인한 유행이 보고되었다. 넷째, 대부분 1차 감염자보다는 2차 감염자의 증세가 더 가벼운 경우를 보인다. 우리나라의 경우 2차 감염에 의한 사망자까지 발생한 것으로 보아 변이의 가능성도 제기되었다.

메르스의 임상적 특징을 보면 일부는 무증상을 나타내거나 가벼운 급성 상기도 질환을 나타나는 경우도 있지만, 2~14일의 잠복기 후 발열, 기침, 호흡곤란 등 급성 호흡기 증상, 폐렴 증상을 보인다. 그 외에도 두통, 오한, 인후통, 콧물, 근육통뿐만 아니라 식욕부진, 오심, 구토, 복통, 설사 등의 증상을 보이기도 한다. 합병증으로는 호흡부전, 패혈성 쇼크, 다발성 장기부전 등이 나타난다. 메르스는 급성신부전 동반 사례가 사스보다 많다. 기저질환이 있는 경우와 면역기능저하자는 감염도 잘 되고 예후도 좋지 않아 치명률은 사우디아라비아의 경우 30~40%이다.

메르스의 치료와 예방은 어떻게 하는 것이 좋을까? 현재까지 메르스를 치료하기 위한 항바이러스제가 개발되지 않았다. 그렇기 때문에 감염환자는 대증요법(중증인 경우 인공호흡기, 인공혈액투석 등)으로 치료를 받는다. 메르스를 예방하기 위해서는 손씻기 등의 일반적인 개인위생수칙을 준수한다. 씻지 않은 손으로 눈, 코, 입을 만지지 않는다. 기침, 재채기 발생 시 휴지로 입과 코를 가린다. 휴지는 반드시 쓰레기통에 버리고 손을 씻는다. 발열이나 호흡기 증상이 있는 사람과 접촉을 피한다. 그리고 만일 발열 및 기침, 호흡곤란 등 호흡기 증상이 있을 경우는 즉시 병원에 가는 것이 좋다. 중동에서 발생한 전염병이기 때문에 중동 지역 여행 시에는 일반적인 감염병 예방수칙을 준수한다. 여행 중 농장 및 동물과 접촉하지 않고, 익히지 않은 낙타고기, 낙타유^{camel milk}를 섭취하지 말아야 한다. 또한 사람이 붐비는 장소 방문을 가급적 자제하고 부득이한 경우 마스크를 반드시 착용해야 한다. 지금까지 호흡기증후군은 사스나 조류독감처럼 추운 겨울에 강하게 발생했었다. 그런데 메르스는 반대로 뜨거운 중동 지역에서 발생해 창궐하고 있다. 의학자들이 기후변화에 따른 변종 바이러스로 추정하는 것은 바로 이 때문이다. 지구의 기후변화가 미래에 얼마나 더 다른 공포의 바이러스를 만들어낼까 걱정되는 부분이다.

또 메르스코로나바이러스뿐만 아니라 아프리카 나이지리아에서 유행하고 있는 '라사열^{Lassa Fever}' 감염증 역시 예방 및 주의가 필요한 신종 감염병 중 하나다. 라사열은 라사 바이러스 감염에 의한 급성출혈열병이다. 주로 야생쥐의 배설물이 피부의 상처나 점막 등에 직접 접촉하거나 비밀감염으로도 전파되는 것으로 알려졌다. 2017년 2월에 질병관리본부가 발표한 자료를 보면 2016년 8월 나이지리아에서 발병한 라사열 환자는 총 57명으로, 이 가운데 34명이 사망한 것으로 집계되었다. 특히 아프리카 현지에서 독일로 후송된 환자의 경우에는 사망한 뒤에야 라사열 감염이 확인돼 시신을 처리하던 장의사가 추가로 감염된 사례도 있었다. 질병관리본부에서 올 봄에 주의할 전염병으로 라사바이러스^{Lassa virus}를 넣은 것은 눈여겨볼 필요가 있다. 인적·물적 교류가 어느 때보다 활발한 오늘날 신종 감염병을 원천봉쇄하는 것은 불가능하다. 따라서 해외 유입 신종 감염병에 즉각 대응할 수 있는 체계를 완비하는 게 효율적이다. 예를 들어 신종 감염병에 취약한 기저질환을 갖고 있는 사람이 외국을 여행할 경우 알람alarm 시스템을 통해 사전 정보를 제공한다. 귀국 시 공항에서 철저한 검역을 실시하고, 사후 조사까지 진행한다. 이렇게 하면 해외 유입 신종 감염병에 효과적으로 대응할 수 있지 않을까 생각해본다.

2. 지카바이러스

정의

지카바이러스Zika virus는 플라비바이러스Flavivirus에 속하는 바이러스다. 1947년 우간다 지카숲zika forest의 붉은털원숭이에게서 처음으로 확인되었다. 이후 아시아와 아프리카에서 산발적으로 바이러스 감염 환자가 발생했다. 이 지역을 제외하고 지카바이러스가 처음으로 국지적으로 유행한 곳은 마이크로네시아의 야프Yap 섬이었다. 인구 1,000명당 14.6명이 지카바이러스에 걸렸다. 이후 2013~2014년에 프랑스령 폴리네시아Polynesia(오세아니아 동쪽 해역에 분포하는 수천 개의 섬)에서 대규모로 발병했다. 전 인구의 11%인 약 2만 9,000여 명이 지카바이러스에 감염되었다. 현재 지카바이러스는 중남미를 포함한 46개국에서 유행 또는 산발적으로 발생 중이다. 특히 브라질의 경우 100만 명 이상이 감염된 것으로 추정되고 있다. 브라질에서 소두증microcephaly, 小頭症 신생아 출산이 이전 연도보다 약 10배 정도 증가했다. 임산부들에 대한 감염 조사를 실시 중이며 일부 남미 국가는 가임기 여성의 임신 자제를 촉구하기도 했다.

　지카바이러스가 특히 위험한 것은 임산부가 지카바이러스에 감염되면 소두증 신생아를 출산할 확률이 높기 때문이다. 이러한 우려로 인해 세계보건기구는 2016년 2월 1일 전 세계적인 공중보건의 위기[PHEIC, Public Health Emergency of International Concern]를 선언했다.[62] 그동안 우리나라에서는 발병하지 않았으나, 2016년 3월 브라질에 사업차 방문했던 43세 남성에게서 지카바이러스 감염이 확인되었다. 우리나라 2016년 지카바이러스 발병자 수는 16명이다.

지카바이러스의 감염

지카바이러스는 이집트 숲모기 등 모기에 의해 감염된다. 그러나 모기 외에도 여러 감염 사례가 보고되고 있다.

첫째, 성접촉에 의한 전파 사례도 있는데, 2016년 5월까지 총 10개국에서 성접촉에 의한 감염자 수는 24명이나 된다. 감염된 사람이 배우자와 성관계를 하면서 전염되었고, 이 중 1건은 동성 간 성접촉에 의한 감염이었다.

둘째, 수혈에 의한 전파 사례다. 브라질에서는 지카바이러스 감염자 혈액 수혈을 통한 감염 사례가 보고되었다. 지카바이러스에 감염된 사람이 헌혈을 한 혈액을 수혈받은 사람들에게 나타났다.

셋째, 수직 감염 사례로, 지카바이러스에 감염된 산모가 신경학적 합병증을 동반한 신생아를 출산한 경우다. 이때 신생아에게서 지카바이러스 양성이 확인되었다.

마지막으로 기타 체액에 의한 전파 가능성도 있다. 환자의 소변, 타액,

---

[62] 우리나라도 선제적 대응을 위해 2016년 1월 29일 지카바이러스를 제4군 법정 감염병으로 지정했다.

모유에서 바이러스가 검출되었기 때문이다.

질병관리본부는 가임기 여성은 위험 지역 여행 후 2개월간 임신을 연기하도록 권장하고 있다. 또 지카바이러스 위험 지역을 여행한 남성은 콘돔 사용을 권하고 있다. 지카바이러스 감염이 확인된 사람에게는 6개월간 성관계를 주의하도록 하고 있다.

지카바이러스의 증상

지카바이러스는 감염되어도 증상이 심하지 않다. 대개 자신이 감염된 줄 모르고 지나치는 경우가 있을 정도로 감염자의 80%는 증상이 없다. 무증상이 많지만 2~14일의 잠복기 후 20%의 감염자에게서 발진, 열, 관절통, 두통, 결막염 등이 수일 지속되다가 회복된다. 매우 드물지만 심한 경우에는 뇌수막염, 급성미만성뇌염과 같은 신경학적 합병증도 나타난다.

남자들은 큰 영향을 받지 않지만 임산부와 태아에게 영향을 미친다. 지카바이러스에 감염된 임산부는 소두증 신생아를 낳을 가능성이 높다. 소두증은 출생된 아이의 두부 및 뇌가 정상보다도 이상하게 작은 선천성 기형의 하나를 말한다. 출생 시 머리 둘레가 32센티미터 이하인 경우 소두증이라 한다. 미국 캘리포니아 대학교 로스앤젤레스 캠퍼스[UCLA] 공중보건연구팀은 지카바이러스에 감염된 임산부가 소두증 신생아를 출산할 확률이 1~29%에 달한다고 발표했다. 프랑스 파스퇴르연구소 연구팀은 임신 초기의 임산부가 지카바이러스에 감염되었을 때 소두증 신생아를 출산할 확률이 보통 임산부에 비해 50배 이상 높다는 연구 결과를 내놓았다. 실제로 브라질에서 지카바이러스가 유행하면서 소두증 아이 출산이 10배 이상 늘어난 것은 좋은 사례다. 브라질 정부는 2015년 10월~2016년 4월에 지카바이러스에 의한 소두증 신생아가 1,113명에 달했으며, 이 중 235명이 사망했다고 발표했다. 지카바이러스에 감염된 23명의 영아를 컴퓨터단층촬영 해보았더니 대뇌피질의 석회화, 무대뇌피질, 뇌실확장, 소뇌부전증 등의 소견이 관찰되었다.

지카바이러스는 왜 임산부와 태아에게 영향을 미치는 것일까? 임신 중에 지카바이러스에 감염되면 바이러스가 혈액에 존재하는 1~2주 동안 태반을 통해 태아에게 전파되고 태아의 뇌와 척수에 침범해 신경계의 발달을 저해하는 것으로 보인다. 따라서 지카바이러스가 임산부의 몸에 몇 년씩 남아서 태아에게 전달되지는 않는다.

지카바이러스는 신생아 소두증 외에 신경계 마비증상을 나타내는 길랑-바레증후군Guillain-Barré syndrome을 일으키기도 한다. 길랑-바레증후군은 감염된 지 2~8주 후에 유발되는 자가면역성 다발 수지성 신경병증으로 하지로부터 시작되는 운동실조, 심부 건반사의 소실, 뇌신경장애를 특징으로 한다. 2013년 프랑스령 폴리네시아에서 지카바이러스 감염자들 중에서 길랑-바레증후군 환자가 많이 발생했으며, 2015년 한 해에만 1,708명의 환자가 보고되었다.

그러나 아직은 길랑-바레증후군에 대한 연구가 미흡하다. 따라서 지카바이러스와 직접적인 연관성이 있는지와 어떤 경로를 통해 발병하는지에 대한 분석이나 통계는 많이 부족하다. 144쪽 〈표 2〉는 지카바이러스에 의해 발생한 소두증 신생아 및 신경계 장애가 발생한 환자의 수를 정리한 것이다.

<표 2> 지카바이러스에 의한 소두증 환자, 신경계장애 환자 수

보고 국가	소두증, 중추신경계 장애 보고 건수(명)	감염지역
브라질	208	브라질
카보베르데	3	카보베르데
콜롬비아	7	콜롬비아
프랑스령 폴리네시아	8	프랑스령 폴리네시아
마셜제도	1	마셜 제도
마르티니크	3	마르티니크
파나마	4	파나마
푸에르토리코	1	푸에르토리코
슬로베니아	1	브라질
스페인	1	콜롬비아
하와이	1	브라질
핀란드	1	멕시코, 벨리즈, 과테말라

⟨세계보건기구(WHO)의 Zika Situation Report, 2016년 5월 26일 기준⟩

지카바이러스 감염 치료 및 예방

현재까지 지카바이러스 감염에 대한 치료약이나 백신은 없다. 따라서 치료는 대증요법을 주로 사용한다. 특별한 치료방법이 없다 보니 감염 예방을 잘 하는 방법을 주로 사용한다. 임산부에게서 소두증 신생아 발생 가능성이 높으므로 위험 지역 여행은 자제한다. 헌혈로 감염되는 경우가 가끔 발생하여 미국 식품의약국은 최근 4주 이내에 지카바이러스 감염 발발 국가를 여행하고 돌아온 사람이나 지카바이러스 감염 증상과 같은 증상을 보이는 사람의 헌혈은 거부하도록 권고하고 있다. 발생 국가에서 성관계를 할 때에는 콘돔을 사용하고 귀국 후에도 한동안 콘돔을 사용하고 헌혈을 하지 말아야 한다.

지카바이러스를 옮기는 모기를 피하는 것이 가장 좋은 방법이다. 되도록 피부 노출을 삼가고 모기기피제를 노출된 피부에 3~4시간마다 뿌려준다. 실내에 있을 때에는 에어컨을 틀어 내부 온도를 선선하게 유지한다. 살충제가 도포되어 있는 모기장 안에서 잠을 자는 방법도 좋다.

모기 구제를 위해 모기가 알을 낳을 수 있는 물웅덩이, 폐타이어 등을 없애야 한다. 브라질의 경우, 모기가 흡혈대상을 추적하는 데 지표가 되는 이산화탄소와 젖산을 내뿜는 광고판을 세웠다. 모기가 광고판 안에 들어오면 빠져나가지 못하고 죽게 만드는 방법이다. 생명공학적인 방법도 있다. 미국의 항생생물학 전문기업인인 인트렉숀Intrexon의 자회사인 영국 옥시텍Oxitec은 유전자 조작 수컷모기를 살포하면 교미 후 알을 낳아도 유충 때 죽게 된다는 결과를 발표했다. 지카바이러스에 골머리를 앓던 브라질 정부가 이 방법을 사용한 결과, 야생모기 개체수가 90%까지 감소했다고 한다. 세계보건기구도 2016년 2월, 지카바이러스 박멸을 위해 유전자조작 모기 사용 실시를 권고하고 있다.

현재 우리나라는 계절적 특성으로 인해 지카바이러스가 유행하지는 않는다. 다만 해외여행으로 인한 감염에 주의해야 한다. 따라서 해외여행을 계획할 때에는 지카바이러스 발생 국가에 대한 정보를 확인할 필요가 있다. 만일 지카바이러스 발생 국가에 갈 경우 다음 사항을 준수하는 것이 좋다. 모기기피제를 노출된 피부나 옷에 엷게 바른다. 모기는 어두운 색에 많이 모여들기 때문에, 숲에서는 밝은색 긴 상하의를 착용하는 것이 좋다. 모기는 운동을 마친 사람에게 더 많이 유인되므로 운동 후에는 반드시 샤워를 한다. 다만 능동적인 예방을 하기 어려운 노약자나 장애인은 동행하는 사람이 각별히 관심을 가져야 한다. 만일 지카바이러스 감염이 의심되면 질병관리본부 혹은 가까운 의료기관을 방문하여 해외여행력을 알려주어야 한다.

지카바이러스 대책

최근 들어 왜 지카바이러스의 감염이 확산되고 있는 것일까? 가장 큰 원인은 지구온난화로 인한 기온 상승이다. 열대와 아열대 지역의 전역이 모기 매개 질환의 온상이 되어버렸다. 세계보건기구의 모자·청소년 보건부문장인 앤서니 코스텔로Anthony Costello 박사는 "지카바이러스의 확산 현상의 이유 중 하나로 태평양의 기온 상승 현상인 엘니뇨를 꼽을 수 있다. 비가 더 많이 오면 모기 개체수도 늘기 때문이다. 장기적으로 상당한 기후변화 진전이 이뤄질 경우 모기에 취약한 지역들은 지카바이러스 확산에 더욱 취약해질 수 있다"고 말한다. 애리조나 대학의 하이디 브라운 Heidi Brown 교수는 "지카바이러스의 라이프스타일과 행동, 성장 속도는 기후변화와 밀접하게 연관되어 있다"고 주장한다. 두 번째, 무분별한 자연파괴와 개발도 한몫하고 있다. 마지막으로 지카바이러스를 보유하고 있던 숲모기들이 도시생활에 적응하는 점도 있다. 환경파괴와 탄소 사용을 자제해야 한다는 말이다.

우리나라에서 지카바이러스의 토착화는 가능한가? 가능하다면 언제쯤이 될 것인가? 지카바이러스의 토착화를 위해서는 3가지 조건이 일치해야 한다. 첫 번째는 지카바이러스에 감염된 많은 사람들이 수시로 입국할 경우다. 두 번째는 이렇게 입국한 사람이 지카바이러스를 매개

할 수 있는 모기(흰줄숲모기)에 노출되어야 한다. 그리고 이 모기들이 번식하여 다른 사람들에게 지카바이러스를 전달해야 한다. 흰줄숲모기의 서식 분포가 아직은 넓은 지역에 걸쳐 있지 않다. 마지막으로 우리나라가 아열대 기후로 변해야 한다. 현재 아열대 기후로 진행 중이기는 하지만 아직 몇 십 년은 더 있어야 한다. 따라서 지카바이러스의 토착화는 아직 많은 시간이 걸릴 것으로 판단된다. 그러나 우리나라도 더 이상 지카바이러스의 안전지대가 아니라는 의견도 있다. 2017년 2월 MBC와 CCTV가 공동제작한 다큐멘터리 〈AD 2100 기후의 반격 2부-생존 대도전〉에서 지카바이러스를 매개하는 흰줄숲모기의 국내 실태를 전했다. 질병관리본부는 우리나라 흰줄숲모기의 비율이 2013년에는 전체 채집 모기의 0.4%였지만, 2015년에는 3.4%로 증가했다면서 주의가 필요하다고 밝혔다. 기후변화로 인한 기온 상승으로 우리나라도 머지않아 아열대 지역으로 변할 것이다. 그럴 경우 흰줄숲모기의 서식이 늘어나면 지카바이러스 감염에서 자유로울 수 없게 될 것이다.

　지카바이러스는 보건학적 피해 이외에도 경제학적인 피해도 상당히 크다. 세계은행의 보고서에 따르면, 2016년 중남미 지역에서 발생한 지카바이러스에 의한 경제적 손실은 35억 달러 정도라고 한다. 관광사업에 많은 부분을 의존하는 국가들은 GDP(국내총생산)의 1.6%에 이르는 경제 손실이 있다고 한다. 따라서 전 세계적으로 빠르게 전파되고 있는 지카바이러스에 대한 대책이 필요하다. 만일 적절한 대처를 하지 못한다면 건강 피해는 물론 정서적·경제적 피해는 상당한 수준으로 커질 수 있다. 지카바이러스에 대한 효과적이고, 빠른 방역대책의 수립 및 이행이 필요한 이유다.[63]

3. 에볼라바이러스

에볼라바이러스는?

"지구상에서 인간이 지배계급으로 영위하는 데 있어 가장 큰 위협은 바이러스다"라는 대사가 첫 장면에 나오는 영화가 있다. 〈아웃브레이크〉다. 2014년 지구를 공포로 몰아넣는 바이러스가 에볼라바이러스^{Ebola virus}다. 그렇다 보니 이 영화가 떴다. 1995년 개봉한 영화 〈아웃브레이크〉는 에볼라바이러스를 소재로 다뤘다. 에볼라바이러스가 원숭이를 숙주로 삼아 확산되고 미국 전역에 전염된다는 내용이다. 영화에서는 미국이 'E-1101'이라는 백신을 개발해 에볼라바이러스의 확산을 막는 데 성공한다. 그러나 현재 실제적인 치료법은 없다.

에볼라바이러스는 필로바이러스^{Filovirus}의 에볼라바이러스의 한 종에 속하는 바이러스의 총칭이다. 에볼라라고 불리는 경우에는 에볼라바이러스를 지칭한다. 또 이것이 일으키는 에볼라 출혈열^{EHF, Ebola hemorrhagic fever}를 의미하기도 한다.

에볼라바이러스는 지난 1976년 콩고 민주공화국에서 처음 발견되었다. 발견 지역이 에볼라 강 주변이어서 강 이름을 따서 에볼라바이러스라는 이름을 붙였다. 처음 발견된 지역에 따라 모두 4종의 이종^{異種}이 있다. 이 가운데 자이르^{Zaire} 종의 치사율이 가장 높다. 감염된 사람의 체액, 분비물, 혈액 등을 직접 접촉하거나 감염된 박쥐, 설치류, 유인원 등의 숙주와 접촉했을 때 감염된다. 에볼라바이러스에 감염되면 약 3~21

---

63 서울특별시 서북병원 감염내과의 윤희정 박사는 "아직은 아니라고 하더라도 만약을 대비하여 지카바이러스 예방대책을 수립해야 할 것이다. 그리고 지카바이러스의 전파 방법, 신경계 침범의 기전 등 아직도 모르는 과학적 자료가 필요하다. 이를 기반으로 한 해법을 제시해야 할 것이고, 기후변화로 인한 모기의 증식을 피하기 위해 환경대비책도 준비해야 할 것이다"라고 말한다.

일간의 잠복기를 거치고, 오심, 구토, 발열이 지속되면서 심한 설사가 발생하고, 기침을 동반한 가슴통증도 발생한다. 혈압과 의식이 떨어지고 5~7일경에 피부발진이 나타나며 이때쯤부터 피부와 점액에서 출혈경향을 볼 수 있다. 근육통 및 관절통과 더불어 체온이 갑자기 올라간다. 보통 발병 후 1~2주경에 대부분 사망한다고 알려져 있고, 치사율이 최고 90%에 달해 '죽음의 바이러스'로 불린다. 그러나 백신이나 치료제는 없다.

에볼라바이러스에서 가장 전염성이 높은 체액은 혈액, 대변, 그리고 토사물이다. 소변, 정액, 모유, 타액, 눈물에서도 바이러스가 발견된 바가 있다. 혈액은 에볼라바이러스의 역가力價가 가장 높고 나머지는 상대적으로 농도가 덜한 정도다. 대개 질병 잠복기에는 전염이 되지 않는다. 체내 바이러스양이 많아지고 증상이 심해졌을 때와 사망 후 시신에서 가장 많이 전염된다. 따라서 이 병으로 죽은 사람의 시체에 손을 대서는 안 된다. 환자에게 함부로 접근해서도 안 된다. 환자에게 썼던 주사기를 재사용하는 것도 당연히 안 된다. 감염자들을 철저하게 격리시키고 안전한 시체 매장을 통해 에볼라 사태를 진정시킨 예도 있다.

2014년 에볼라 대유행

세계보건기구는 2014년 10월 26일 아프리카의 기니, 라이베리아, 시에라리온에서만 1만 1,000명이 감염되어 4,930명이 사망했다고 발표했다. 당시 에볼라바이러스는 아프리카뿐 아니라 전 세계로 퍼져나갔다. 2014년에만 스페인에서 4명이 감염되어 3명이 목숨을 잃었고, 독일에서도 3명이 감염되어 1명이 사망했다. 프랑스와 영국, 심지어 북유럽 노르웨이에서도 각각 1명씩 감염자가 나오면서 유럽 전역은 에볼라 공포에 떨었다. 바다 건너 미국에서도 8명이 감염되어 1명이 사망했다. 세계보건기구는 우리나라에도 의료진을 파견해달라고 요청해왔고, 우리나라 정부는 2015년 초 의료진을 파견해 돕기도 했다.

2014년 당시 급속히 에볼라바이러스가 퍼지면서 많은 언론이 이 감염병의 끝은 어디일까를 보도하곤 했다. 영국 일간지 《인디펜던트^{The} Independent》는 2014년 10월 23일 미국 예일 대학과 라이베리아 보건당국의 연구를 보도했다. "2014년 12월 중순까지 라이베리아 내 에볼라바이러스 감염자 수는 11만 3,000명, 사망자 수는 6만 7,000명에 달할 것으로 전망된다. 다만 다행인 것은 이 질병의 경우 전파가 쉽지 않고 감염되는 사람들이 바로 죽어버린다는 점이다. 그런 바람에 세계적인 전염병이 되지 않았다. 그러나 에볼라바이러스가 공기를 통해서도 감염되거나 수주일간 증상이 없이 잠복한다면 엄청난 희생자를 낼 수 있다."

당시 미국과 스페인은 에볼라바이러스에 감염된 자국민을 국내로 이송하여 치료에 성공을 거두었다. 이것은 감염원의 완전 봉쇄에 주력하는 방역보다 더 적극적인 방역대책이라고 볼 수 있다. 미국은 완벽한 봉쇄장치를 이용한 환자 수송과 환자를 대상으로 한 임상연구를 실시했다. 이런 임상연구를 통해 분리한 바이러스를 이용한 백신 및 항바이러스제 등의 개발에 많은 노력을 기울였다.

에볼라 대책

2014년에 강력한 유행이 지난 후 에볼라바이러스는 사라진 것이 아니며, 세계적인 의료지원과 적극적인 방역으로 잠시 숨을 죽이고 있을 뿐이다. 2016년 1월 14일 세계보건기구는 서아프리카 지역 전체의 '에볼라 종식'을 발표했다. 마거릿 챈^{Margaret Chan} 세계보건기구 사무총장은 "모든 감염 사슬을 찾아내 차단한 것은 획기적인 성과였다"고 치하했다. 그러나 그로부터 하루도 채 안 지나 시에라리온 정부는 죽은 사람에게서 에볼라바이러스 양성반응이 나타났다고 밝혔다. 세계보건기구 보고서는 의료진이 환자를 치료할 때 방호장비를 갖추지 않았으며 에볼라바이러스 검사를 하지 않고 시신을 가족에게 돌려보냈다고 지적했다. 그래서 환자의 숙모가 감염되었으나 다행히 살아났다. 이때부터 42일 카운트다운이 시작되었다. 과학자들은 에볼라바이러스의 최대 잠복기가 21일이라고 본다. 그 기간의 2배가 지나도록 새로운 발병이 없으면 감염의 종식으로 판정된다. 2016년 3월 17일 세계보건기구는 시에라리온에 "최근 에볼라바이러스의 재발이 끝났다"고 발표했다. 그러나 에볼라 종식 선언을 한 그날 기니에서 새로운 감염 진단이 2건 내려졌고 5명이 숨지자, 라이베리아는 기니와의 국경을 폐쇄했다. 2017년에도 나이지리아에 에볼라바이러스 양성 환자가 발생하는 등 에볼라바이러스는 사라지지 않았다.

최근 세계가 교통발달과 기후변화, 야생동물들의 서식지 파괴로 인해 전염병이 글로벌화되고 있다. 최근 전 세계를 강타하고 있는 에볼라·메르스·지카바이러스 감염, 뎅기열 등 모든 질병이 다 야생동물로부터 시작되는 질병이다. 따라서 감염병의 매개체로서 야생동물에 대한 연구가 필요하다. 서울대학교 수의과대학 박재학 교수는 "전 세계적인 전파에 대응하는 차원을 넘어 그것을 미리 예측해야 한다. 그러기 위해서는 인수^{人獸}공통전염병의 출몰 지역을 항상 감시하여 판데믹^{pandemic}(범유행)의 특징을 연구하고, 판데믹이 어디에서 시작되어 어떤 방식으로 진행되는지 파악하는 것이 무엇보다 중요하다"고 말한다. 그러나 우리나라 질병관리본부는 "에볼라바이러스의 국내 유입 가능성이 높지는 않다"면서 "해당 지역 여행객들은 스스로 여행을 자제하고 현지에서 감염자나 동물과의 접촉을 피할 것"을 당부하는 정도다. 과연 적당한 대응책인지 고민해볼 필요가 있다.

한 가지 팁을 알려주겠다. 에볼라바이러스에 감염되어 사망한 미국인들은 모두 흑인이었다. 또 에볼라바이러스는 아프리카의 흑인들에게 집중적으로 발병한다. 왜 그럴까? 체내 비타민 D 수치가 낮기 때문이라는 연구 결과가 있다. 비타민 D는 겨울철, 햇볕을 잘 못 쬐는 직장인, 학생, 흑인에게서 혈중 수치가 무척 낮다. 충분한 비타민 D는 각종 바이러스로부터 우리를 지켜준다고 하니, 햇볕을 자주 쬐는 것도 건강에 큰 도움이 된다.

꽃가루가 사람을 죽인다 ❷

요즈음 기후 전문가들이 우리나라도 아열대 기후로 바뀐다는 말을 한다. 아열대 기후로 변하면 당장 화초의 개화 기간이 늘어난다. 그러면 꽃가루에 노출되는 기간도 늘어난다. 이것은 알레르기 질환에 걸릴 확률이 높아진다는 말이다. 세계알레르기학회 기후변화위원회 아시아 대표 오재원 한양대 교수는 "특히 온실가스 등이 늘어남에 따라 꽃가루 독성이 강해지는 경향이 있다"고 말한다. 2014년 발표된 유엔 정부간기후변화위원회IPCC의 최종 보고에서도 기온의 상승이 상당히 빨리 진행되고 있다고 말한다. 이런 기후변화는 북반구에서 봄철 꽃가루 시기를 앞당기는 데 영향을 준다. 따라서 꽃가루 계절의 연장이 천식 등의 질병을 증가시킨다는 개연성이 있다고 본다.

그런데 이런 꽃가루 알레르기는 봄철에만 있는 것이 아니라 가을에도 발생한다. 가을 산과 들에는 해바라기 비슷한 노란 꽃이 핀다. 뿌리에 감자 모양의 덩어리가 생기는 국화과에 속하는 돼지풀Ambrosia artemisifolia[64]이

64 쌍떡잎식물 초롱꽃목 국화과의 한해살이풀. 한국에는 6·25전쟁 당시 유입되어 전국 각지에 야생상태로 분포하며, 번식력이 매우 강하다. 또한 많은 양의 꽃가루가 나와 알레르기성 비염과 각종 호흡기질환을 유발하는 식물로 알려져 있다.

다. 돼지풀은 심한 알레르기를 일으키고 많은 꽃가루를 수반한다. 특히 이산화탄소 농도 및 온도 증가는 돼지풀 꽃가루 생산을 급격히 증가시킨다. 오늘날 미국인 10명 중 1명이 돼지풀 알레르기에 시달리고 있다. 알레르기성 질병은 점점 늘어 미국 내 만성질병 유발 원인 6위에 올라 있다.[65] 하버드 대학교 식물학자인 파크리 바자즈Fakhri Bazzaz는 이산화탄소 증가가 여러 식물에 미치는 영향에 대한 연구를 하고 있다. 그의 연구에 의하면 이산화탄소 수준이 상승할 경우 돼지풀이 다른 식물들보다 무척 빠르게 성장한다고 한다. 대기 중 이산화탄소 농도가 2배가 되면 돼지풀은 조금 더 많이(10% 정도) 성장한다. 그러나 꽃가루는 훨씬 더 많이(61% 정도) 만들어진다[66]는 것이다. 이산화탄소 증가만으로도 꽃가루로 인한 천식 같은 호흡기질환의 위험성이 상당히 증가한다. 이것은 날씨가 사람을 죽이는 간접적인 무기가 될 수도 있다는 말이다.

65 폴 엡스타인·댄 퍼버, 황성원 역, 『기후가 사람을 공격한다』, 푸른숲, 2012, p.110.
66 2002년《알레르기 천식, 면역학 연보(Annals of Allergy, Asthma and Immunology)》.

Chapter 10
독감 바이러스

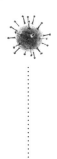

"지구온난화로 인해 지구촌이 당면한 3가지 위협은 농작물의 독성 화학 물질 축적, 전염병 증가, 해양 플라스틱 오염 등이다." 유엔환경계획UNEP, United Nations Environment Programme이 2016년 '프런티어 보고서'에서 발표한 내용이다. 이 중에서 특히 인수人獸공통전염병zoonosis의 위협을 강조했다. 인수공통전염병은 사람과 동물 사이에서 상호 전파되는 병원체에 의해 발생되는 전염병으로, 특히 동물이 사람에 옮기는 감염병을 말한다.

2,000년대 들어 발생한 신종 전염병의 75%는 인수공통전염병이다. 조류인플루엔자AI, 사스, 신종플루, 메르스 감염 등이 여기에 속한다. 이들 질병은 동물이 먼저 앓던 병이어서 사람에게는 항체가 없다. 따라서 감염되면 치명적일 수밖에 없다. 실제로 2009년부터 약 1년간 전 세계적으로 신종플루 감염으로 인해 1만 8,500여 명이 사망했다. 2002년 사스 감염으로 30여 개국에서 1만여 명이 감염되어 800여 명이 사망했다. 메르스 감염도 2012년 이후 1,167명이 감염되어 500여 명이 희생되었다. 세계보건기구 전문가들은 기온이 올라갈수록 이들 전염병 노출 확률

이 높아진다고 경고한다. 그리고 이런 바이러스들이 변종으로 강화될 경우 전 세계적인 전염병인 판데믹으로 진행될 가능성도 높다고 말한다.

1. 조류독감

조류독감이란?

애니메이션 영화 〈치킨런〉이 있다. 2000년 작품으로 멜 깁슨이 수탉 목소리로 출연하기도 했다. 줄거리를 보자. 농장에 있는 닭들이 주인의 사업계획으로 인해 곧 치킨파이 신세가 될 지경에 빠졌다. 이들은 미국에서 온 수탉과 힘을 합쳐 농장으로부터 목숨을 건 탈출을 시도한다. 영화 속 닭들이 인간으로부터 도망가는 것과는 정반대로 우리는 닭들로부터 도망치고 있다. 아시아를 휩쓸고 있는 조류독감Avian influenza, 鳥類毒感 때문이다. 2016년 12월, 처음 우리나라에 들어와 순식간에 가금류를 초토화시키고 있는 H5N6형 고병원성 조류인플루엔자AI다. 어찌나 피해 확산 속도가 빠른지 당국은 살처분 가금류 통계 내기도 바쁠 정도다.

농림축산식품부 자료에 따르면, 2017년 3월 26일 기준으로 전국 8개 시·도, 30개 군에서 조류독감이 발생해 살처분된 가금류 수는 모두 3,718만 마리나 된다. 2016년 11월 16일 전남 해남과 충북 음성에서 조류독감이 처음으로 발생한 지 넉 달 만의 참극이다. 조류독감은 우리나라 가금류 사육 기반을 송두리째 무너뜨렸다. 초기에는 하루 평균 56만여 마리가 피해당했다. 유례 없는 강도, 유례 없는 확산 속도가 빚어낸 결과다.

조류독감 확산이 빠르고 피해가 크자, 세계보건기구는 조류독감의 인간으로의 전염 가능성 경고를 상향 조정했다. 마거릿 챈 세계보건기구 사무총장은 "2016년 11월 이후 약 40개국의 가금류와 야생조류에서 고병원성 조류인플루엔자가 발생했다. 최근 아시아에서 유행하는 고병원성 H5N6형 바이러스는 조류독감 바이러스의 4가지 유전자의 돌연변이로 이뤄졌다. 조류독감이 지리적으로 급속하게 확산되고 수많은 변종이 생겨 세계보건기구는 인체 감염 확산 우려에 조류독감 경보를 가장 높은 단계로 올렸다"고 밝혔다. 이제 조류독감은 세계인의 건강에 큰 영향을 주는 인플루엔자로 자리잡고 있다.

그렇다면 조류독감이란 무엇인가? 조류독감^AI^은 AI바이러스에 감염된 닭, 오리, 칠면조, 야생조류 등 가금류에 발생하는 급성전염병으로, 주로 직접 접촉으로 전파된다. 돼지나 포유류의 감염은 잘 알려져 있지 않다. 그러나 2017년 우리나라에서도 고양이가 조류독감에 감염된 사례가 발생한 것으로 보고되었다.

바이러스의 병원성에 따라 고병원성 조류인플루엔자^HPAI, Highly Pathogenic Avian Influenza^와 저병원성 조류인플루엔자^LPAI, Low Pathogenic Avian Influenza^로 구분된다. 국제수역사무국^OIE, Office International des Epizooties^은 국가 간 질병 전파 방지 및 무역관계에 있어서의 안전성을 위해 질병이 발생할 때 보고 의무가 있는 조류인플루엔자를 규정하고 있다. 여기에는 HPAI뿐만 아니라 LPAI 중에서 H5 및 H7 혈청형이 포함되어 있다. 다양한 혈청형의 바이러스가 존재하는 야생조류와 달리 과거 사람에게는 제한된 혈청형(H1-H3)의 인플루엔자만 감염되었다. 하지만 1997년 이후 조류에만 존재하던 바이러스가 숙주 영역을 넓혀 H5, H7, H9 혈청형의 조류인플루엔자 바이러스에 의한 인체 감염 사례가 나타나기 시작했다.[67] 특히

---

[67] www.cdc.gov(질병통제예방센터), 2007. 12.

H5N1형 HPAI는 사람에게도 감염되는 사례가 급증하면서 주요 인수공통전염병으로 주목받게 되었다.

조류독감은 처음에 새에게서 발견되어 진화된 전염병이다. 조류독감이 발생하면 수많은 가금류를 살처분하는 것은 조류독감의 무서운 위력을 알기 때문이다. 한 마리가 조류독감에 걸리면 삽시간에 주변에 있는 닭과 오리에 퍼져 다 죽어버리기 때문에 미리 살처분함으로써 더 큰 피해를 막자는 것이다. 바이러스에 감염된 가금류의 경우, 병을 이기기 위해 몸 안에서 항체를 만든다. 그러면 독감 바이러스는 항체를 이기기 위해 다른 종류의 바이러스로 진화한다. 이렇게 변종 바이러스가 만들어져 사람에게 전염이 될 경우 상상할 수 없는 피해가 발생할 가능성이 있다.

이젠 조류독감이 거의 매해 우리나라를 강타하고 있다. 왜 그런 것일까? 올해 우리나라를 휩쓸고 있는 고병원성 조류독감도 지구온난화의 영향을 받았을 것이라는 분석이 나오고 있다. 북쪽에서 날아온 철새 중 이례적으로 많은 개체가 조류독감에 감염되어 있다는 것이다. 지구온난화로 인해 북극의 빙하가 2016년에 많이 녹았다. 그러다 보니 북극 근처 철새 번식지에서 바이러스 활동이 왕성해져서 철새들이 광범위하게 바이러스에 노출되었을 가능성이 높다. 갈수록 극심해지는 자연재해부터 인수공통전염병 창궐까지 '지구온난화의 역습'이 정말 시작된 것은 아닐까?

조류독감으로 사람도 죽는다

2017년 1월 경기도 포천에서 고양이 두 마리가 조류독감에 걸렸다는 보도가 있었다. 조류독감은 닭이나 오리 같은 가금류들이 걸리는 전염병이다. 따라서 개나 고양이 같은 포유류에게 전염될 가능성은 극히 낮다는 것이 지금까지 전문가들의 주장이었다. 그런데 2004년에 인공적인 실험을 네덜란드에서 한 적이 있었다. H5N1형의 조류독감 바이러스에 감염된 닭고기를 고양이에게 제공하는 실험을 했다. 그 결과 고양이는 바로 조류독감에 감염되었고 결국 폐 손상을 일으켜 죽고 말았다. 그러나 우리나라에서는 그럴 가능성이 매우 희박한 것으로 생각했다. 그런데 희박할 것으로 예측되었던 가능성이 현실이 되었다. 새들이나 걸리는 줄 알았던 조류독감에 어떻게 포유류가 감염된 걸까? 그렇다면 사람도 감염될 수 있는 것이 아닐까?

조류독감을 일으키는 바이러스 중에서 고병원성 바이러스는 인간을 감염시킬 가능성도 있다. 그럼 인간과 동물 사이에 공통 전염병이 발생하는 이유는 뭘까? 전문가들은 사람과 동물의 DNA가 종간의 장벽을 허물고 질병을 주고받을 수 있을 만큼 유사성이 많기 때문이라고 한다. 이미 동물 대 사람 감염은 오래전부터 충분히 예견되어온 일이라는 것이다. 조류 바이러스가 사람에게 직접 전파되어 감염을 일으킨 예는 홍콩 독감 사례가 있다. 1997년 H5N1형 HPAI에 18명이 감염되었고, 이 중 6명이 사망했다. 이후 2003년 말부터 아시아, 유럽, 아프리카 대륙의 60개국 이상의 가금류 및 야생조류에서 질병이 발생했다. 이 중 15개국에서는 인체 감염도 발생했다. 가장 대표적인 조류독감의 피해 사례는 2013년 중국에서 발생했다. 이 조류독감 바이러스가 워낙 고병원성이어서 당시 800여 명의 사람이 감염되었다. 그리고 그중 400여 명이 목숨을 잃은 것으로 알려졌다. 중국에서는 해마다 10월에서 그 다음해 4월까지 조류독감 인체 감염 사례가 보고되고 있다.

현재 우리나라에서 유행 중인 H5N6형 조류독감은 고병원성이기는 하다. 그러나 인간에게 전염될 가능성은 낮은 것으로 파악되고 있다. 중국에서 H7N9형 조류독감이 유행하던 2013년에 H5N6형 조류독감도 함께 유행했다. 그러나 사망자는 10명에 불과해 상대적으로 피해 규모가 작았기 때문이다. 세계보건기구도 중국에서 발생한 H5N6형 조류독감은 덜 위험하다고 보고하고 있다. H5N6형 조류독감의 인간 전염은 간헐적으로 나타나지만, 인간 대 인간의 전염은 발생하지 않는다는 것이다. 다만 아직도 H5N6형 조류독감의 특성을 규명하는 작업이 진행 중이라는 사실도 밝혔다. 2017년 1월 16일 우리나라 질병관리본부도 조류독감 사망자를 밝혔다. 2016년 10월 이후 2017년 2월 말까지 중국에서는 총 140명의 인체 감염 사례가 발생했고, 37명이 목숨을 잃었다는 것이다. 그러나 중국의 조류독감 바이러스는 H7N9형이다. 우리나라에서 유행 중인 조류독감 H5N6형과는 다르다는 것이다. 그리고 H5N6형 바이러스에 대한 인체 감염 사례는 나타나지 않았다고 한다. 정기석 질병관리본부장은 "야생조류나 닭, 오리 등과의 접촉이 거의 없는 일반 국민들은 인체 감염 가능성이 극히 낮다"며 "사람 간 전파 사례도 보고되지 않았다"고 밝히고 있다. 그러나 질병관리본부는 바이러스가 진화해 감염력이 강화될 가능성을 주시하고 있다.[68]

조류독감에 인체가 감염될 경우 어떤 증상이 나타날까? 조류독감은 3단계 임상 양상을 보인다. 1단계에는 무증상 또는 가벼운 호흡기 증상, 발열 등이 나타난다. 2단계에는 심한 폐렴, 신장 및 간 기능 이상 소견을

[68] 질병관리본부는 2017년에 유행하는 H5N6 바이러스의 특성, 인체 감염 위해도 등의 분석을 진행하고 있다고 밝히고 있다.

보인다. 3단계에는 급성호흡부전증, 다장기부전 소견을 보이며 사망하는 것으로 알려져 있다. 조류독감 감염자 대부분은 감염 후기에 심한 호흡기질환을 보인다. 증상 발현은 노출 후 보통 7일 이내 (2~5일)에 나타난다. 조류독감에 감염되는 경로를 보면 감염된 가축, 또는 감염 동물의 사체 등과의 직접적인 접촉에 의해 주로 발생하고, 사육장이나 가축시장, 투계장에서도 감염될 수 있다. 드물게 2005년 베트남에서는 요리되지 않은 오리 혈액 등의 섭취를 통해서 발생한 경우도 있다.

조류독감 대비

조류독감에 대한 공포를 가질 필요는 없다. 조류독감 감염을 예방하기 위해 축산 농가와 철새 도래지는 방문하지 않는 것이 좋다. 그리고 중요한 것은 손을 자주 씻어주는 것이다. 조류독감 바이러스는 75℃ 이상에서 5분 이상 가열하면 완전히 파괴된다. 그러므로 닭이나 오리는 반드시 찌거나 튀기는 등 조리해서 먹어야 한다. 달걀, 오리알 속으로 바이러스가 침투할 수 없다. 껍질 또한 위생 처리하므로 시판되는 조류의 알은 안심하고 먹어도 된다. 만일 국내외 조류독감 발생 지역에 방문한 뒤 발열, 기침, 인후통 등의 증상이 발생하면 즉시 병원에 가는 것이 좋다.

조류독감 발생 농가에 대해서는 닭이나 오리의 살처분을 실시해야 한다. 또 바이러스 오염 지역에 대해서는 강력한 이동통제가 이루어져야 한다. 아울러 살처분 박멸정책과 동일한 방역대책을 적용해야 조류독감 예방 정책이 성공할 수 있다. 국제기구도 예방접종과 동시에 살처분 및 이동통제 정책을 병행해야만 한다는 것을 강력하게 권고하고 있는 것은 바로 이 때문이다. 만일 이런 관리가 이루어지지 않으면 전국적으로 조류독감이 확산되는 결과를 맞게 된다.

미래에는 조류독감도 기후변화로 인해 더 자주 더 강하게 발생할 확률이 높다. 그런데 질병관리본부가 올해 우리나라에 영향을 준 H5N6형 바이러스에 대해 "인체에 감염 가능성이 낮다"고 한 것은 현재 시점을 기준으로 하고 있다는 것을 알 필요가 있다. 현재로 봐서는 대규모로 유행할 위험성은 거의 없다. 그러나 이런 바이러스가 닭이나 가축에게 침입하여 순화되는 과정에서 돌연변이가 생기고 축적될 수 있다. 그때 접촉하는 사람들이 감염방어항체를 가지고 있지 않을 경우에는 문제가 발생할 수 있다는 것이다. 세계적으로 거의 모든 사람이 H7아형 바이러스에 대한 방어항체를 가지고 있지 않기 때문에 주의할 필요가 있다.

"계절성 인플루엔자 바이러스가 유행하고 있을 때 H7N9형 조류인플루엔자가 겹치기로 감염이 발생하게 되면 증상감별과 진단이 어렵게 된다. 뿐만 아니라 이 두 종류의 바이러스가 유전자 융합을 일으키게 되면 신형 인플루엔자 바이러스에 대한 감염방어항체를 보유하지 못한 상태여서 대유행의 위험성이 높아진다."(한국과학기술정보연구원 강국희 연구원) "현재와 같은 조류에서의 유행과 인체로 감염하는 상황이 계속되면 계속될수록 바이러스가 변이를 일으켜 인체에 적응할 위험성이 증가하게 되어 우려되고 있다. 지금까지 조류에서 인체로의 감염효율이 높지는 않으나, 위기관리의 관점에서 리스크에 대응하는 대책이 필요하다."(한국과학기술정보연구원 백병학 연구원) 이들의 말처럼 독감 바이러스는 돌연변이가 워낙 쉽게 발생하는 특성이 있다. 그러나 앞으로 어떤 새로운 종이 등장해 사람에게 피해를 줄지는 아무도 모르는 일이다. 미리미리 대비하는 노력이 필요하다는 말이다.

2. 신종인플루엔자A(H1N1)

신종플루란?

그리스 신화에 보면 우울한 이야기가 나온다. 스핑크스^{Sphinx}를 몰아낸 오이디푸스^{Oedipus}는 그 공로로 테베^{Thebes}의 왕위에 올랐다. 미인이었던 선왕비 이오카스테^{Iocaste}와 결혼해 아들과 딸을 둘씩 낳으며 행복하게 살았다. 그런데 전염병이 테베를 덮쳤다. 수많은 사람들이 죽어갔다. 그는 신에게 물었다. 왜 이런 전염병이 생겼느냐고. 신관이 신탁을 전해왔다. "테베에서 돌고 있는 전염병은 윤리를 저버린 인간에 대한 신의 노여움 탓이다. 선왕을 죽인 살인범을 찾아 죽이면 전염병이 사라질 것이다." 범인을 찾는 과정에서 오이디푸스는 범인이 자기라는 것을 알게 된다. 더 기가 막힌 것은 다툼 끝에 살해한 사람이 왕이었다는 것을, 그리고 더욱 기가 막힌 것은 그가 아버지라는 것, 그리고 지금의 아내가 어머니였다는 것을 알게 된 것이었다. 오이디푸스는 자기의 두 눈을 스스로 찌른 뒤 유랑길에 오른다. 이처럼 옛사람들에게 전염병은 엄청나게 두려운 존재였다. 현대 의학이 발달했다고 하는 지금도 전염병에 속수무책인 경우가 많은데 말이다. 그래서 옛사람들이 전염병을 '신의 징벌'로 생각한 것도 무리는 아니었다.

현대인들도 전염병을 신의 징벌로 생각하는 경향이 있다. 변종 바이러스로 인해 백신도 없고, 적절한 치료법도 없는 경우가 많기 때문이다. 2009년 말 세계를 강타했던 신종플루의 경우도 그랬다. 신종인플루엔자A는 A형 인플루엔자바이러스가 변이를 일으켜 생긴 새로운 바이러스다. 변이된 인플루엔자A바이러스는 2009년 3월 말 미국 캘리포니아 주 샌디에이고에서 처음으로 검출되었다. 돼지에서 기원한 새로운 H1N1

바이러스가 검출되면서 신종인플루엔자가 처음으로 밝혀진 것이다. 인플루엔자의 바이러스는 크게 A, B, C형, 이렇게 세 종류로 분류한다. 이 중에 인간에게 주로 영향을 미치는 것은 A형이나 B형이다. A형은 변이가 크고 사람과 동물에게 감염을 일으키고 중등도 이상의 증상을 유발시킨다. B형은 A형에 비해 증상이 가볍고, 오직 사람만 감염시키고 주로 소아에서 질병을 일으키는 경우가 많다. 역사적으로 대유행이라고 이름 붙여진 1918년 스페인독감, 홍콩독감, 신종플루 등은 모두 A형에 속한다. 인플루엔자바이러스는 바이러스의 표면 항원인 적혈구응집소(HA)와 뉴라민분해효소(NA)에 의해 아형이 결정된다. H는 바이러스가 체세포에 부착하는데 중요한 역할을 하는데 15가지 이상의 아형이 있으며, N은 감염된 세포로부터 빠져나와 새로운 체세포를 감염시키는 역할을 하며 9가지 아형이 있다. 그렇기에 이론적으로는 총 145가지의 종류를 가질 수 있다. 주로 인간을 감염원으로 하는 계절형 독감은 H3N2형이 흔하다. 그러나 2009년에 유행했던 신종플루는 H1N1형이었다. 2009년에 새로이 발생한 신종인플루엔자는 214개국 이상에서 확진되었다. 그리고 2010년 8월까지 전 세계적으로 1만 8,500명의 사망자가 발생했다.

신종플루의 증상

신종플루의 전형적인 증상은 갑작스런 고열, 근육통, 두통, 오한 등의 전신 증상이 나타난다. 마른기침, 인후통 등의 호흡기 증상도 동반한다. 2009년에 유행한 신종플루는 구토나 설사가 많이 나타났다. 그러나 치사율은 그렇게 높은 편은 아니었다. 신종플루의 치사율은 0.1~0.2% 이하로 매우 낮다. 이는 계절성 독감의 치사율과 유사하거나 이보다도 낮은 정도다. 치사율이 낮은 이유는 정확하지 않다. 다만 2009년 신종플루는 기존에 유행했던 H1N1형이 대변이antigenic shift된 결과다. 그래서 많은 사람들이 이에 대한 면역력을 가지고 있기 때문이 아닌가 추정하고 있다.

2010년 이후 잠잠했던 신종플루가 2014년에 다시 뉴욕에서 발병했다. 2014년 4월 16일 《워싱턴 중앙일보》에 실린 내용이다. "신종플루(H1N1) 바이러스가 뉴욕 일원을 강타하고 있어 보건국이 주의를 당부하고 나섰다. 특히 뉴욕을 중심으로 왕래가 빈번한 워싱턴 DC를 비롯한 보스턴 등 동북부 지역 일대에 감염 확산이 우려된다. 뉴욕 주 보건국에 따르면, 현재 H1N1 바이러스로 4월 첫 주에만 648명의 환자가 입원했고 그 주에만 2,500건의 감염이 확인되었다. 이번 H1N1은 지난겨울에 유행했던 독감 바이러스와는 다른 종류로, 한번 감염된 뒤 면역체계가 형성된 경우에도 또 감염될 수 있는 것으로 알려졌다. 질병통제예방센터CDC, Centers for Disease Control and Prevention는 "독감 시즌이 아직 끝나지 않은 데다 심할 경우 5월까지 가는 경우도 있기 때문에 예방접종을 맞지 않은 학생들은 물론 18~64세의 모든 이들이 지금이라도 백신을 맞아야 한다"고 권고했다. 한편, 질병통제예방센터에 따르면, 전국적으로 지난해 9월부터 현재까지 독감으로 인한 65세 이하 사망자가 355명으로 2009년 이후 최고치를 기록한 것으로 나타났다. 지금까지 전 세계적으로는 20만 명 이상 감염자들이 신종플루로 목숨을 잃었다. 2016년 리우 올림픽을 치른 브라질에 신종플루가 강타해 확진자가 5,000명, 사망자가 1,000명을 넘어섰다. 당시 브라질은 대통령 탄핵 중이라 정부가 마비되어 제대로 예방을 하지 못해 피해를 키웠다.

신종플루의 피해

우리나라에서도 신종플루가 2009년에 기승을 부렸다. 2009년 당시 독감 진료 인원은 약 184만 명에 달했다. 최근에 와서 신종플루 환자는 줄어들고 있다. 2016년 겨울 검출된 독감 바이러스는 A(H3N2)형이다. 질병관리본부가 발표한 2015년 질병 통계를 보면 예전에는 12월 말~1월 초에 정점을 이루다가 감소했다. 그러나 최근에는 1월에 유행 기준을 넘어 5월까지 지속되는 양상으로 변화되고 있다. 인플루엔자바이러스는 총 1,614건이 검출되었으며, 아형별로는 A(H3N2)형 836건, B형 603건, A(H1N1)pdm09형 174건, A(분리되지 않은 아형)형 1건 순이었다. 2015년 대비 A(H3N2)형은 증가(2014년 641건→ 2015년 836건)했다. 그러나 신종플루인 A(H1N1)pdm09형은 감소했다. 스페인독감을 일으킨 바이러스가 당시에는 많은 사망자를 낸 '신종플루'였다. 그러나 현재는 위력이 떨어진 플루다. 2009년 신종플루로 불렸던 A(H1N1)pdm09형 바이러스도 이제 일반 계절성 인플루엔자바이러스의 일부인 '구종플루'로 변했다.

인플루엔자바이러스는 매년 변이를 일으킨다. 그래서 세계보건기구가 그해 겨울에 유행할 가능성이 있는 인플루엔자바이러스 3종을 예측해 백신 성분에 포함하도록 권장한다. 백신 제조업체는 세계보건기구의 권고를 바탕으로 해당 바이러스가 포함된 백신을 그해 여름에 제조한다. 만약 세계보건기구의 예측과 다른 인플루엔자 바이러스가 유행하면 백신을 접종해도 인플루엔자에 걸리게 된다. 실제로 2015년 겨울 홍콩에서 200명 이상의 사망자를 낸 인플루엔자 바이러스는 세계보건기구의 유행 예측에 포함되지 않았던 바이러스 아형이었다. 따라서 당시 시판 중인 인플루엔자 백신으로는 예방이 불가능했다.

인플루엔자 확산은 경제에 악영향을 미친다. 일반적으로 독감에 의한 경제적 피해는 직접의료비용의 약 10배로 추산하고 있다. 미국 국민건강설문조사(NHIS, The National Health Interview Survey)에 따르면 인구가 3억 2,300만 명인 미국은 한 해 독감 의료비용으로 20억~30억 달러, 간접비용으로 300억~500억 달러의 경제적 손실을 입고 있고, 또한 근로자 결근 비중의 약 10%를 차지하고 있다. 정확한 통계는 없지만, 우리나라도 독감 진료비로 2015년에 1,006억 원을 지출한 점을 감안하면 약 1조 원의 경제적 손실을 입은 것으로 추정된다.

신종플루가 돼지로부터 유행한다고 하니까 사람들이 돼지를 먹지 않았다. 조류인플루엔자가 번지면 닭이나 오리를 먹지 않는 것과 마찬가지다. 그러나 돼지고기 먹는 것과 신종플루 감염과는 연관성이 없다. 신종플루에 걸리기 쉬운 사람은 소아, 임산부, 노약자, 면역저하자, 대사장애자, 심장·폐·콩팥 등의 만성질환자 등이다.

신종플루를 예방하기 위해서는 재채기나 기침을 할 경우에는 화장지로 입과 코를 가리는 것이 좋다. 손을 자주 씻고, 손으로 눈, 코, 입을 만지는 것을 피해야 하며, 유행 시기에는 가급적 사람들이 많이 모이는 장소의 방문을 피하는 등 개인 위생 수칙을 지키고 고위험군은 유행 시기 이전에 예방접종을 받아야 한다. 신종플루는 사라지지 않는다. 지구온난화로 인한 기후변화는 또 다른 신종플루를 준비하고 있는지도 모른다. 이 다음에 출현할 신종플루는 얼마나 더 강한 변이 바이러스일까? 두려운 생각이 든다.

3. 사스(중증급성호흡기증후군, SARS)

사스란?

최근 세계를 가장 많이 공포에 몰아넣고 있는 것이 급성호흡기증후군으로 중증급성호흡기증후군(사스^{SARS})과 메르스코로나바이러스$^{Mers-corona}$ ^{virus} 감염 등이 있다. 중증급성호흡기증후군은 사스코로나바이러스$^{SARS-}$ ^{CoV}가 인간의 호흡기를 침범하여 발생하는 질병이다. 2002년 11월에서 2003년 7월까지 유행하여 8,096명의 감염자가 발생하고 774명이 사망했다. 사스코로나바이러스는 한 가닥의 RNA를 유전물질로 가지고 있는 바이러스다. 인간에게 감염을 일으키는 형태는 제1혈청형과 제2혈청형이다. 사스의 원인이 되었던 코로나바이러스는 이 2가지 혈청형과 다른 새로운 종류다. 이 바이러스도 변종이 많이 나타나는 것으로 알려져 있다. 바이러스가 전파되는 경로는 아직 완전히 밝혀지지 않았다. 다만 대기 중에 떠다니는 고체나 액체의 미세한 입자에 의해 전파되는 것으로 추측하고 있을 뿐이다.

사스가 의심되는 경우는 다음과 같다. 38도 이상의 발열 증상이 있고, 최근 10일 이내에 사스로 진단받은 사람과 접촉한 적이 있는 경우다. 세계보건기구가 지정한 사스 발생 국가로 여행을 다녀온 경우 사스에 감염될 가능성이 매우 높다. 사스에 걸리면 나타나는 증상은 다음과 같다. 이 바이러스에 노출되면 2~7일 정도의 잠복기 후 발열, 무력감, 두통, 근육통과 같은 신체 전반에 걸친 증상이 나타난다. 기침과 함께 호흡곤란 증상이 발생하고 설사가 동반되기도 한다. 심한 경우에는 증상이 2주 이상 지속된다. 이럴 경우 호흡 기능이 크게 약화되면서 급성호흡곤란 및 다장기부전증으로 진행된다.

사스와 기후변화

사스의 경우에도 기후변화와 매우 밀접한 관계가 있다. 지구온난화로 인한 기온 상승이 사스의 발병률을 높이는 것이다. "중국의 기후변화가 사스에 미치는 영향"이라는 기사[69]에 따르면, 겨울의 비정상적인 기온 상승이 사스 발병의 원인이라고 한다. 사스 전문가는 겨울의 비정상적인 기온 상승이 사스바이러스 성장의 원인이 될 수 있다고 한다. 온난한 기후는 바이러스의 번식과 성장에 큰 도움을 준다. 2002년 사스가 최초로 공격한 광저우廣州 도시의 겨울 기온은 6~25℃를 기록했다. 이 기온은 바이러스가 성장하기 좋은 최적 조건이다.

"최근 30년간 지구촌 인수공통전염병 창궐, 기후변화 탓" 2011년 2월 23일 《뉴스한국》의 기사다. "최근 30여 년 동안 기후변화 요인 등으로 신종 및 재출현 인수공통전염병[70]이 범세계적으로 창궐하는 것으로 나타났다. 세계보건기구에 따르면 1973년부터 2003년까지 30여 년 동안 25종 이상의 새로운 전염병이 발생했는데 대부분이 인수공통전염병이다. 농촌경제연구원이 23일 내놓은 보고서에 따르면, 기후변화와 인구 증가, 국제화 진전, 가축 생산 양식의 규모화와 집단화, 국가 간 교류 증대 등으로 신종 인수공통전염병이 출연하거나 잠잠하던 질병이 재유행하고 있다. 국제사회에서 가장 주시하는 인수공통전염병은 고병원성 조류인플루엔자AI, 중증급성호흡기증후군SARS 등이다. 2002년 11월 전 세계를 공포로 몰아넣었던 사스는 중국 광둥廣東에서 출연했다가 이후 홍

---

69 "Expert: SARS more likely in warm winter", Xinhua News Agency, 2004. 12. 21.
70 인수공통전염병은 척추동물과 인간 사이에 전염되는 질병으로 프리온이나 바이러스, 세균, 원충, 클라미디아, 기생충에 의해 감염된다.

콩, 싱가포르, 캐나다까지 급속히 번졌다. 지금까지 알려진 바에 따르면, 사스를 일으키는 병원균은 변종 코로나바이러스다." 세계보건기구는 사스코로나바이러스가 인간이 아닌 다른 숙주의 몸에 있다가 변이를 일으켰다고 본다. 이 바이러스가 인체 감염을 일으켰을 가능성이 있다는 것이다.

　전문가들은 사스바이러스가 중국 광둥성 일대의 개와 고양이, 쥐 등 동물에 머물던 바이러스라고 말한다. 원래는 사람을 감염시키지 못했다고 한다. 하지만 이들 바이러스가 기후변화 등 생태 조건이 변하면서 사람에게 옮겨와 생존할 수 있는 돌연변이 유전자로 바뀌었다.[71] 유전적 돌연변이를 일으키는 대부분의 바이러스는 치명적인 존재로 탈바꿈한다. 사람도 마음이 변하면 무섭다고 하는데 바이러스는 변하면 더 무서운 것 같다.

---

71 [클릭 사이언스] (43)사스,《전자신문》, 2003. 4. 8.

기후변화는 자외선 질병을 부른다

기후변화는 악성 바이러스만 부르는 것이 아니다. 미래의 기후변화는 자외선 질병을 증가시킬 것이다. 여성의 피부에 가장 큰 적은 단연코 자외선이다. 물에 살던 생물체들이 땅위로 올라온 것은 오존층이 만들어진 이후다. 지구에 사는 생물들은 수백만 년 전 오존층이 만들어지면서 태양의 자외선으로부터 보호를 받을 수 있었다. 햇빛 속에는 가시광선 외에도 적외선과 자외선 A(UV-A, 400~320nm), 자외선 B(UV-B, 320~280nm), 인체에 가장 해로운 자외선 C(UV-C, 280~180nm)와 같은 다양한 파장의 자외선이 포함되어 있다. 자외선 A는 10%, 자외선 B는 90%, 자외선 C는 거의 100%가 오존층에서 걸러진다. 자외선 A의 긍정적인 효과는 피부를 건강하게 그을리게 하기도 하지만, 색소침착, 피부염을 유발한다. 적은 양의 자외선 B는 호흡과 순환, 신진대사, 호르몬 분비 등 인간의 일반적인 신체활동을 활성화시키기도 하지만, 많은 양을 쬐면 일광화상, 광노화, 피부암, 백내장, 안질환 등의 문제를 유발한다.

장기간 자외선 노출 시에는 피부가 건조해지고 거칠어지며 주름이 발생하며, 피부 탄력성이 소실되고, 주근깨, 흑자 등 불규칙한 색소침착이 일어난다. 모세혈관이 확장되고 쉽게 멍이 잘 생기고 광선각화증 등의 암전구증이나 세포암, 악성흑색종[72]이 발생할 수 있다.

자외선은 피부암 말고도 눈에 많은 영향을 미친다. 눈은 피부와 달리 자외선에 대한 적응력이 없다. 눈의 각막은 주로 파장이 300nm 미만인 자외선 B가 잘 흡수된다. 자외선의 파장에 따른 흡수 정도에 따라 광각막염 및 결막염 등의 급성 영향이 나타난다. 장기적으로는 백내장이 오기도 한다. 전 세계의 실명인失明人은 약 3,500만 명으로 추산된다. 그중 약 절반은 백내장에 의한 것으로 알려져 있고, 그중 자외선 B에 의한 백내장이 약 20% 정도일 것으로 의학계는 추정하고 있다. 자외선에 의한 건강 피해 중에 면역 저하immune suppression에도 관심을 가져야 한다. 태양에 살갗을 태우는 것이 질병과 싸우는 백혈구의 기능을 바꿀 수 있기 때문이다.

72 멜라닌 색소를 만들어내는 멜라닌 세포의 악성화로 생긴 종양으로, 멜라닌 세포가 존재하는 부위에는 어디에나 발생할 수 있으나 피부에 발생하는 경우가 가장 많고, 피부에 발생하는 암 가운데 악성도가 가장 높다.

Chapter 11
진드기와 벼룩이 옮기는 전염병

1. 쯔쯔가무시

쯔쯔가무시란?

진드기로 인해 발생하는 전염병인 쯔쯔가무시^{Scrub typhus}병은 오리엔티아 쯔쯔가무시균^{Orientia tsutsugamushi}에 의해 발생하는 감염성 질환이다. 진드기의 유충이 피부에 붙어 피를 빨아먹는다. 그러면 그 부위에 딱지가 동반된 궤양이 나타나는 것이 특징이다. 그런데 쯔쯔가무시는 고전형과 신형으로 분류된다. 고전형 쯔쯔가무시증은 원래 일본의 야마가타현山形県, 아키타현秋田県, 니가타현新潟県에서 여름에 강가 등에서 감염되는 풍토병이었다. 당시에는 죽음에 이르는 공포의 병이었다. 일본에서는 봄에서 여름 사이에 많이 발병되었다. 특히 1922년 오코즈 분수로大河津分水路 건설에서 많은 근로자가 고전형 쯔쯔가무시증으로 쓰러져 죽었다. 이와 대조되는 신형 쯔쯔가무시가 있다. 제2차 세계대전 이후로 고전형은 거의 발병하지 않는다. 대신 L.scutellare와 L.pallidum이라는 진드기를 매개로 발병되는 쯔쯔가무시병이 나타났다. 고전형과 달리 가을에서 초겨울에 많이 발생했다. 이것은 진드기의 활동 시기 차이 때문이다. 쯔쯔가무시증이 나타나는 지역은 광범위하다. 한국, 일본, 중국, 대만, 인도, 파키스탄, 인도네시아, 말레이시아, 태국, 호주 등이다.

쯔쯔가무시와 기후변화

"여름철 고온다습한 환경은 쯔쯔가무시, 말라리아와 비브리오 패혈증 발생에 유리하다. 아주대학교의 조수남의 연구[73] 결과에 나오는 말이다. 여름철의 기상요인 변동이 감염병 발병률 변화에 민감하게 작용한다는 것이다. 그 내용을 좀 더 살펴보자. 여름철 습도가 높고 8월의 기온이 높으면 쯔쯔가무시증 환자 수가 증가한다. 신증후군출혈열과 렙토스피라증의 발병률은 기온, 습도, 강수량과 양의 상관성을 가지고 있다. 그런데 걱정스러운 것은 미래의 기후변화가 전염병 발병률을 상승시킨다는 것이다. 기온 상승, 습도 증가, 강수량의 증가 및 폭풍과 태풍의 증가 등이 예상되기 때문이다.

기후변화는 가정 먼저 기온, 강수량, 습도에 영향을 미친다. 그것은 곧 전염병의 매개체인 곤충, 설치류 등에 영향을 미친다. 모기를 매개로 하는 말라리아, 뎅기열과 같은 전염병은 기온과 강수량에 영향을 받는다. 들쥐를 매개로 하는 유행성출혈열이나 페스트 등은 가뭄이나 홍수에 가장 큰 영향을 받는다. 기온이 상승하면 매개동물의 병원균에 대한 감수성이 변한다. 또 매개동물의 개체수가 많아진다. 사람과의 접촉이 증가하여 감염병 발생률이 높아지게 된다. 강수량이 감소하면 고여 있는 물

---

73 "기후변화가 노인의 건강에 미치는 영향", 아주대학교 대학원 의생명과학과 조수남.

에 모기가 증식한다. 마른 강물에는 매개 곤충이 증식할 가능성이 높아진다. 페스트가 유행할 때의 기상 조건도 가물었다가 다시 비가 내릴 때다. 기후변화가 전염병의 발병에 많은 영향을 미치는 좋은 예다. 아래 〈표 3〉은 환경부에서 만든 것으로, 여름철 기온이 0.5℃ 상승할 때 전염병은 2~10%까지 증가한다는 것을 보여준다. 그런데 쯔쯔가무시병은 무려 8%나 증가한다.

〈표 3〉 기온변화와 전염병 발생 관계(환경부)

* 여름철 0.5℃ 상승 시 전염병 2~10% 증가

쯔쯔가무시	말라리아	세균성 이질	신증후군 출혈열	렙토스피라증
8% 증가	2% 증가	3% 증가	10% 증가	10% 증가

최근 중국 연구 결과에서도 기온이 1℃ 상승하면, 쯔쯔가무시 환자가 15% 늘어나는 것으로 나타났다. 순천향대학교의 연구[74]는 흥미롭다. 우리나라의 1998~2005년 데이터를 통한 분석이다. 쯔쯔가무시증은 발생하기 3개월 전의 기온 상승에 따라 추가 발생률이 높은 경향을 보였다. 즉, 날씨와의 상관관계가 상당히 높다는 것이다. 다른 기상 요소들의 값이 모두 동일하다고 할 때, 여름철 월 평균기온이 0.5℃ 증가하면 발생률은 8% 증가했다고 한다.

---

74 "기후변화에 의한 전염병 발생 영향 통합관리체계 구축", 순천향대학교, 2006.

2016년에 쯔쯔가무시증 환자가 증가했다. 이것은 기록적인 기온의 상승 때문이다. 제주대 의대 미생물학교실 이근화 교수에 따르면, "진드기는 온도 조절 기능이 없다. 그래서 외부의 기후 요소, 특히 온도에 민감하다. 2016년은 이례적인 폭염이 휩쓸었다. 이런 기후변화로 쯔쯔가무시증 환자도 급증했다. 제주 지역의 경우, 쯔쯔가무시증 환자가 총 144명으로 2015년의 2배가 넘는 수치였다. 제주 지역 쯔쯔가무시증 환자는 2011년 60명, 2012년 76명, 2013년 62명, 2014년 59명, 2015년 194명 등 최근 5년간 매해 증가하는 경향을 보였다. 그러다가 2016년에 1,007명으로 급증한 것이다." 또한 이근화 교수는 "2016년에 서울 등 북쪽 지방으로 감염환자 수가 증가한 것은 기후변화, 온난화 때문에 북상한 것이라고 볼 수 있다"고 말한다. 해마다 10%대에 머물렀던 수도권 환자 비율이 8월 기준으로 30%에 육박한 것이다. 2016년 12월 12일 통계청이 발표한 '한국의 사회 동향 2016' 자료를 보자. 2016년에 수두, 쯔쯔가무시증 환자 발생이 늘어나면서 감염병 발생률이 다시 1960년대 수준으로 후퇴했다는 것이다. 2015년에 9,513명의 환자 수가 2016년에는 1만 1,150명으로 늘었으니 말이다. 기온 상승에 따른 질병 가운데 동물을 매개로 하는 전염병은 심각하다. 최근 우리나라에서도 진드기로 인한 질환자와 사망자가 나타나고 있다.

쯔쯔가무시의 발병 및 치료

쯔쯔가무시병은 농부나 군인과 같이 야외에서 활동하는 사람에게서 발병하기 쉽다. 우리나라에서는 성묘를 가는 추석을 전후하여 많이 발생한다. 잠복기는 6~21일까지 다양하지만 보통 10~12일 정도다. 잠복기가 지나면 발열, 발한, 두통, 결막충혈, 림프절 비대의 증상이 나타난다. 발열이 시작되고 1주일 정도 지나면 암적색의 반점상 구진이 몸통에 나타나고, 사지로 퍼져나간 후 수일 내에 사라진다. 구역, 구토, 설사 등의 위장관계 증상이 동반되기도 한다. 의사들은 진찰할 때 쯔쯔가무시병에 특징적으로 나타나는 가피[75]가 있을 경우 이를 의심한다. 또한 혈청반응을 통한 항체검사를 이용하여 진단하기도 한다. 항생제 등 적절한 치료를 받으면 1~2일 내에 증상이 빠르게 호전된다. 그러나 치료하지 않을 경우 약 2주 동안 발열이 지속된다. 합병증으로 뇌수막염, 난청, 이명이 동반되기도 한다. 사망률은 지역이나 나이, 면역 상태에 따라 차이가 있으며 1~60%로 다양하게 나타난다.

쯔쯔가무시병은 초기 진단과 적절한 치료가 아주 중요하다. 특별한 예방 백신은 없다. 병을 앓고 난 뒤에도 재감염될 수 있다. 따라서 쯔쯔가무시병 유행 지역 및 유행기에 야외 활동은 조심해야 한다. 야외 활동을 할 경우 진드기 유충의 접근을 차단할 수 있는 화학약품을 옷에 바르거나 노출된 피부에 진드기 방충제를 발라 감염을 예방하는 것이 좋다. 야외활동을 할 때 진드기에 물리지 않도록 긴 옷을 입고, 풀밭에 옷을 벗어두거나 눕지 말아야 한다. 야외활동 후에는 입었던 옷을 세탁하고, 깨끗이 목욕해 진드기를 털어내야 한다.

---

75 상처가 나거나 헐었을 때 피부 표면의 결손부에 생기는 미란(썩은 부위)에 괸 조직액, 혈액, 농(고름) 등이 말라 굳은 것.

2. 살인진드기: 중증열성혈소판감소증후군(SFTS)

중증열성혈소판감소증후군이란?

진드기에 의한 질병 중 최근 우리나라에 관심을 불러일으키는 진드기가 있다. 바로 '살인진드기'라 불리는 작은소참진드기다. 중증열성혈소판감소증후군SFTS, Severe Fever with Thrombocytopenia Syndrome이라는 질병은 혈소판 감소를 일으키는 바이러스를 지닌 작은소참진드기에게 물려 생기는 전신 감염병이다. 우리나라에서는 제4군 법정 감염병으로 지정되었다. 작은소참진드기는 주로 들판이나 풀숲 등 야외에 서식한다. 윤재철 전북대 응급의학과 교수는 "발열과 소화기 증상이 일어난 후에 심한 경우 혈소판 감소와 다발성 장기부전증후군을 거쳐 사망에 이를 수 있어서 위험한 병이다"라고 말한다. 이처럼 바이러스를 보유한 진드기에 물리면 발열, 피로감, 식욕 저하, 구토와 설사, 목·겨드랑이·임파선이 붓는 등의 증상이 나타난다. 현재 백신이나 치료제는 없기 때문에 위험한 감염병이나, 바이러스를 지닌 작은소참진드기에 물려도 모두 다 감염되는 것은 아니다. 주로 노약자나 면역력이 약한 사람들이 걸리고 건강한 사람은 가볍게 앓거나 자연 치유되는 경우가 많다.

원래 이 질병은 2009년 중국에서 처음 보고되었다. 2011~2012년까지 중국에서는 2,047명의 환자가 발생했고, 그중 129명이 사망했다. 일본에서도 2008년 즈음부터 추적 조사해보니 13명의 환자가 확인되었으며, 그중 8명이 사망했다. 우리나라에서는 2012년 8월 사망한 환자의 혈액을 서울대병원이 2013년 다시 조사했다. 그리고 바이러스가 발견되면서 살인진드기 바이러스 사망 사례가 처음으로 확인되었다. 최근에 우리나라에서 발병한 질병이라고 할 수 있다. 문제는 이 질병의 바이러스를 전파하는 작은소참진드기가 우리나라 전역에 많이 퍼져 살고 있다는 것이다. 2014년 6월 9일 KBS에서 "본격적인 무더위에 '살인진드기' 조심"이라는 방송이 나온 적이 있었다. 방송에서는 본격적인 무더위가 이어지면서 등산이나 캠핑 등을 위해 산으로, 들로 가는 사람들은 반드시 조심해야 할 것이 있다고 말한다. 바로 '살인진드기'가 인체에 치명적인 바이러스를 보유하고 있기 때문이란다. 방송에서는 소참진드기에 물리면 목숨을 잃을 수 있다고 경고하고 있다.

살인진드기로 인한 중증열성혈소판감소증후군[SFTS]은 주로 언제, 그리고 우리나라에서는 어느 곳에서 가장 많이 발생할까? 이 병은 매개 진드기의 주 활동 시기인 5~8월에 주로 발생한다. 연구[76]에 의하면, 우리나라 월별 발생에서 9월 환자 발생이 다시 상승하는 특징을 보인다. 9월에 발생한 환자 5명 중 4명이 9월 추석 시기에 성묘·벌초 작업을 통해 진드기에 노출되었음이 확인되었다. 성묘·벌초 작업의 경우 수풀 위에서 엎드리거나 수풀이 무성한 곳에서 직접 풀을 베는 작업이 동반되기 때문에, 단순 등산에 비해 진드기에 대한 노출 및 교상 가능성이 크게 높아진다. 지역적 발병률로는 제주도 지역이 타 지역에 비해 매우 높은 것으로 나타났다. 작은소참진드기는 평균 기온이 높을 경우 생존과 번식에 유리하기 때문이다. 또한 제주도는 매개 진드기의 중간 숙주인 말, 사슴 등의 포유동물을 널리 방목하는 초원 지역의 비율이 높은 것도 하나의 원인이다.

---

76 "국내 중증열성혈소판감소증후군의 발생현황과 역학적 특성(Epidemiologic and clinical characteristics of severe fever with thrombocytopenia syndrome in the Republic of Korea)", 질병관리본부 감염병관리센터 역학조사과 신재승·박지혁·권동혁, 2013.

중증열성혈소판감소증후군과 기후변화

치명적인 바이러스를 보유한 작은소참진드기는 국내에서 가장 흔한 진드기다. 기온이 올라가는 오후에 왕성하게 활동한다. 2013년에만 살인진드기에 물려 17명이 숨졌다. 2014년 5월에 충남 당진에서도 60대가 숨졌다. 당시 이 사실을 TV 방송을 통해 본 시청자들은 상당히 충격을 받았을 것이다. 생전 처음 들어보는 질병이 우리 주변에 흔한 진드기 때문에 발병한다는 사실 때문에 말이다. 이 질병은 2011년 11월 말 중국이 국제 학술지에 관련 내용을 처음 발표하면서 알려졌다. 그리고 그동안 중국 내에 국한된 감염병으로 알려졌다. 그러나 그 이후 일본과 우리나라에서도 이 중증열성혈소판감소증후군SFTS(이하 SFTS로 표기)에 의한 사망자가 확인되면서 많은 공포심을 불러일으켰다.

SFTS는 기후변화에 매우 민감한 질병이다. "기후변화로 인해 온도가 올라가고 습도가 올라가고 그래서 해충이 성장하고 번식하기에 아주 좋은 조건이 돼 있습니다." 이회선 전북대 생물환경화학과 교수의 말처럼 기온이 상승할수록 더 기승을 부린다. 그러다 보니 아열대 기후구로 변하고 있는 제주도가 가장 긴장한다. 제주도에서는 2013년에만 6명의 확진환자가 발생해 4명이 숨졌다. 제주도에서 야생진드기나 SFTS 연구가 활발한 것은 이 때문이다. SFTS 바이러스의 가족 간 감염 사례도 우리나라에서는 제주도에서 처음으로 밝혀졌다. 제주대 의대 미생물학교실 이근화 교수팀에 의해서다. 2015년 6월 야생진드기에 물려 SFTS 바이러스에 감염된 환자는 74세 남성과 그의 아들, 사위 등 총 3명이었다. 이 환자들은 진드기에 물린 자국이 있어 가족 간 감염으로 볼 수 없었다. 그 가운데 연구팀은 숨진 74세 남성의 아내의 감염 가능성에 주목했다. 아내의 혈액 내 혈청을 채취해 일본 국립감염병연구소에서 항체검사를 실시했다. 그랬더니 진드기에 물린 자국이 없었던 아내의 혈청에서 SFTS 바이러스에 대한 항체가 검출된 것이다. 또 숨진 남편의 것과 동일한 계통의 바이러스인 것이 밝혀졌다. 이것은 밀접 접촉으로도 2차 감염의 위험이 있다는 것을 뜻한다. 이근화 교수는 "환자가 SFTS에 걸리게 되면 출혈, 설사 등의 증상이 나타난다. 환자의 혈액이나 체액에 있는 바이러스에 접촉될 경우 감염이 되는 것"이라고 말한다. 따라서 SFTS 의심환자가 있을 때는 접촉을 최소화하고, 즉시 의료기관에 신고해야 한다.

그런데 최근 보건복지부 질병관리본부가 발표한 자료에 따르면, SFTS의 치사율은 중국에서 발표한 30%보다 훨씬 낮다고 한다. 2014년 3월 세계임상감염학술지에 발표된 연구 결과를 보면 약 6% 정도라고 한다. 이는 보건복지부 질병관리본부가 발표한 것과 상당한 차이가 있다. 보건복지부 질병관리본부의 발표가 맞다면 치사율이 20~30% 정도로 알려진 일본뇌염 바이러스보다 낮은 수치다. 주의를 하는 것은 좋지만 너무 살인진드기 공포 신드롬에 빠지게 만드는 것은 적절하지 않아 보인다. 질병관리본부에 따르면, 2013년 5월 21일 화천에서 우리나라 최초 감염 사례가 보고되었다. 전국적으로 SFTS는 2013년 36건 발생 17명 사망, 2014년 55건 발생 16명 사망, 2015년 79건 발생 21명 사망, 2016년 108건 발생 27명 사망 등 사망자 수가 점차 증가하는 추세다.

중증열성혈소판감소증후군 예방

중증열성혈소판감소증후군SFTS은 백신도 없고 치료약도 없다. 그렇다면 병에 걸리지 않는 방법이 최선이다. 가장 쉽고 좋은 방법은 작은소참진드기를 만나지 않는 것이다. 그러나 어쩔 수 없이 진드기가 많이 서식하는 풀밭 등지에서 활동할 때는 긴 바지와 긴팔 옷을 입는다. 피부의 노출을 막아주는 것이 좋다는 것이다. 옷은 풀밭 위에 올려두지 말고 야외활동 후 충분히 털고 세탁해야 한다. 가급적 풀밭에서 용변을 보지 않는 것이 좋다. 야외 활동 후에는 반드시 샤워나 목욕을 한다. 머리카락, 귀 주변, 팔 아래, 허리, 무릎 뒤, 다리 사이 등에 진드기가 붙어 있지는 않은지 확인하는 것이 중요하다. 야외에서 사용한 돗자리 및 텐트 등은 사용 후 햇볕에 꼭 말려주는 것이 좋다. 약국이나 마트에서 파는 해충 기피제를 소매 끝이나 바지 끝 등에 뿌려주면 예방에 도움이 된다. 만약 야외활동 후 발열, 전신근육통, 설사 및 구토 등 소화기 증상이 나타나면 반드시 병원을 찾아 진찰을 받는 것이 좋다.

미국의 수의학자인 마크 제롬 월터스Mark Jerome Walters는 2003년에 출간한 저서『자연의 역습, 환경전염병Six Modern Plagues - and how we are causing them』에서 "인류의 지구환경 및 자연의 순환 과정 파괴가 신종 감염병의 등장과 감염병 확산의 주범"이라고 지적하고 있다. 이젠 새로운 질병을 전통적인 의미의 전염병epidemic이 아닌 환경감염병eco-demic이라고 부르자고 한다. 지구온난화로 기후변화가 생기고 이것은 다시 환경을 변화시키면서 우리가 예상하기 힘든 전염병이 발생할 것이라는 거다. 대표적인 것이 변종 바이러스다. 30년 전부터 국내에 서식하고 있는 작은소참진드기가 치명적인 바이러스를 가진 살인진드기로 변한 사례가 좋은 예다.

전 지구적으로 기후변화로 인한 변종 바이러스가 발생하면서 많은 사람들이 죽어가고 있다. 이런 것은 개인이나 몇몇 병원에서 해결할 수 있는 문제가 아니다. 국가적 차원에서 변종 바이러스나 전염병에 대한 대책을 마련해야 한다. 예를 들어 국가적 차원에서 조기 감시 및 경보 시스템의 구축, 변종 바이러스 매개체 연구 강화 및 정보 네트워크 구축, 감염병 전문병원 설립, 재난형 질병 대응체계 구축 등이 필요하다는 말이다.

3. 라임병

라임병이란?

1998년은 리얼리티 TV의 대흥행 시대라고 부른다. 그런데 당시 미국의 리얼리티 TV 스타 아이린 맥기Irene McGee가 출연 중 병으로 도중하차했다. 라임병Lyme disease 때문이었다. 시청자들은 이때 라임병의 무서움을 알게 되었다고 한다. 중증열성혈소판감소증후군SFTS과 더불어 진드기에 의해 전염되는 질병이 라임병이다.

무더위가 시작되면 진드기들이 풀숲 주변으로 올라와 사람과 반려동물이 다가오기를 기다린다. 진드기 스스로 이동능력이 떨어지기 때문이다. 따라서 주로 털이 많은 동물이나 옷에 묻어 기어 올라와 피를 빤다. 주위의 온혈동물들에 대해서는 가리지 않고 흡혈을 시도하는 특징이 있다. 성숙한 암컷 진드기는 교미 후 한 번에 다량의 피를 빨아먹는다. 그런 다음 며칠에 걸쳐 산란을 한다. 이 충란이 부화하는 데 2주~7주 정도 걸린다.

라임병은 곤충인 진드기가 사람을 물면 나선형의 보렐리아borrelia균이 인체에 침범해 여러 기관에 병을 일으키는 감염질환이다. 라임병의 증상은 세 단계로 나타난다. 첫 번째 단계인 초기에는 작은 부위에 국한된 국소 감염이 일어난다. 진드기에 물린 뒤 3~32일의 잠복기를 거친 후에 피부에 이동홍반이 나타난다. 피부는 붉은색을 띠거나 피부가 부풀어 오른 양상을 띤다. 병적인 변화의 부위가 커지면서 가장자리는 색깔이 붉어지고 가운데는 연해진다. 두 번째 단계는 여러 곳으로 퍼지는 파종성 감염 단계다. 수일에서 수주 후에는 균이 혈액을 타고 여러 곳으로 퍼진다. 피부 병변의 개수가 늘어나면서 심한 두통을 동반한다. 목이 뻣뻣해지고 발열, 오한 등이 나타난다. 근육통과 관절통이 가장 많이 나타나며, 인후통, 마른기침, 결막염이나 고환 부종이 발생할 수도 있다. 신경계에 침범하여 뇌수막염이나 뇌염을 일으키기도 한다. 세 번째 단계는 후기 지속성 감염 단계다. 근골격계 증상과 증후가 주가 되는 시기다. 감염된 후 수개월이 지나면 무릎 관절과 같은 큰 관절에 관절염이 발생한다. 기억장애, 수면장애가 발생할 수도 있다. 질환의 초기에 치료했을 경우에는 보통 완치되지만 진단이 늦어지거나 항생제 치료가 적절하지 않으면 합병증이 생긴다. 이런 경우에는 질병 기간이 길어지면서 근골격계 통증, 신경계 증상이 수년간 지속될 수 있고 드물게는 사망에 이르기도 한다. 그러니까 초기에 적절하게 치료하지 않으면 만성형이 되어 치료하기 어려운 질병이다.

라임병과 기후변화

라임병은 기후변화에 많은 영향을 받는다. 연구[77]에 의하면 기온 상승은 라임병의 분포를 보다 더 높은 위도와 고도로 확장시킨다. 단, 진드기 매개체가 생존·이동하는 데 필요한 척추동물 숙주의 분포가 확산되어야

---

77 "기후변화에 의한 전염병 발생 영향 통합관리체계 구축", 순천향대학교, 2006.

하는 전제조건이 있다. 그러나 전문가들은 따뜻한 겨울과 봄과 가을이 길어지는 현상, 점점 더 더워지는 여름이 합쳐지면 진드기 활동 기간이 늘어나고 토착화가 증가될 것으로 우려하고 있다.

미국에서 발표한 라임병 발생에 대한 통계 수치다. 처음 발표된 1982년에 497명에서 2002년에는 2만 3,763명으로 증가하고 있다. 매년 현격하게 증가하고 있는 질병이 라임병이다. 라임병은 날씨가 따뜻할 때 유행한다. 최근 기온이 상승하면서 진드기 생육 기간이 길어지고 이로 인해 질병도 더 늘어나는 것으로 보인다.

우리나라 질병관리본부가 2016년 10월 기준으로 잠정 집계한 결과 라임병 환자 수는 31명이었다. 이것은 2015년의 5명보다 무려 6배 이상 늘어난 것이다. 질병관리본부는 "2016년 여름 폭염 등 이상 기온 탓에 진드기 개체 수가 늘어난 데다, 질병에 대한 인식이 높아져 신고 수가 증가한 측면도 있다"라고 밝혔다. 기후변화는 우리가 생각하지도 못한 변종 바이러스를 만든다. 급격한 지구온난화가 특히 더 걱정되는 것은 바로 이 때문이다. 꾸준한 개인 면역력 증가 노력과 함께 스스로 질병에 조심하는 것이 최선이다.

라임병 예방

라임병도 진드기에 물리지 않는 것이 최선의 예방책이다. 풀밭 위에 옷을 벗어두지 않기, 눕지 않기, 돗자리를 펴고 앉고 사용한 돗자리는 세척하여 햇볕에 말리기, 풀밭에서 용변 보지 않기, 등산로를 벗어난 산길 다니지 않기, 등산 시에는 일상복이 아닌 등산복을 구분하여 입고, 소매는 단단히 여미고 바지는 양말 안으로 집어넣기, 진드기가 묻어 있을 수 있는 야생동물과 접촉하지 않기, 야외에서 작업 및 활동 시 진드기 기피제 사용하기, 옷을 털고 반드시 세탁하기, 머리카락·귀 주변·팔 아래·허리· 무릎 뒤·다리 사이 등에 진드기가 붙어 있지 않은지 꼼꼼히 확인하기, 야외에 다녀온 후 샤워나 목욕하기 등이다. 최근에는 진드기 기피제DEET, diethyl metatoluamide를 사용하기도 한다. 효과가 2시간 정도 지속되기 때문에 오랜 시간 야외에 있을 때는 자주 사용하는 것이 좋다. 성인의 경우 횟수 가 따로 명시되어 있지는 않으나 2~12세 미만은 3회 이하, 2세미만은 1 일 1회로 횟수를 제한하고 있다. 미국질병통제센터CDC는 만 2개월 이상 의 유소아에 사용 가능하다고 규정하고 있다. 그러나 국내에서는 좀 더 엄격하게 만 6개월 이상의 유소아에 사용하도록 하고 있다.

4. 렙토스피라증

렙토스피라증이란?

가을이면 신나는 질병이 있다. 가을철 3형제 전염병으로, 쯔쯔가무시병, 유행성출혈열, 렙토스피라증Leptospirosis이 그 주인공이다. 이들 전염병은 열성질환으로 감염 초기에 고열이 나는 것이 가장 큰 특징이다. 열성질 환의 초기 증상은 감기몸살의 초기 증상인 오한, 두통, 근육통과 유사하 다. 그래서 감기인지 열성질환인지 구분하기가 쉽지 않아 간과하고 치 료 시기를 놓치면 낭패를 보기 십상인 질병이다. 가을에 야외에 놀러 나 갈 때는 조심해야 한다. 즐거운 분위기에 취해 잔디밭에 누웠다가 자칫 오염된 환경(토양, 물)에 접촉하면 감염된다.

렙토스피라증은 북극과 남극 외의 어느 지역에서나 발생할 수 있는 감염증이다. 농림업, 어업, 축산업 종사자 및 수의사 등의 직업병이라 할 수 있다. 밖에서 활동하는 사람들에게서 흔히 발생하는 후진국형 질병이다. 우리나라에서는 1975년 가을 경기·충북 지역 벼농사 작업자들을 중심으로 유행성이 처음 보고되었다. 이때는 '유행성폐출혈열'로 불리던 원인불명의 질병이었다.

렙토스피라증은 주로 가축이나 야생동물의 소변으로 전파된다. 쥐의 소변이나 조직으로 오염된 하천이나 호수를 여러 명이 함께 이용하는 경우 집단으로 발생하기도 한다. 7월에서 11월 사이에 주로 발병하는데, 특히 9, 10월에 잘 발생한다. 발병은 세균에 감염된 오염된 물, 습한 토양, 식물 등에 상처가 있는 피부나 점막 등이 접촉되어 감염될 때 발생한다. 감염된 동물의 소변이나 조직에 직접 접촉하여 감염될 수도 있다. 발병 위치는 혈관, 폐, 뇌막, 간, 신장 등 거의 전신이다.

렙토스피라증의 증상

1973년 국제세균명명위원회는 렙토스피라를 렙토스피라 인테로간스Leptospira interrogans와 렙토스피라 비플렉사Leptospira biflexa, 이 2가지 종으로 분류했다. 병원성 렙토스피라는 렙토스피라 인테로간스에 속하고, 지표수나 민물에 서식하는 비병원성 렙토스피라는 렙토스피라 비플렉사에 속한다. 렙토스피라증의 잠복기는 7~12일 정도다. 가장 많이 나타나는 증상은 발열과 두통, 오한, 심한 근육통, 안결막 충혈이다. 용혈성 빈혈, 피부나 점막의 출혈, 간부전, 황달, 객혈을 동반한 호흡기 병리적 증상 등도 나타날 수 있다. 굳이 구분을 한다면, 제1기는 패혈증기라고 부른다. 갑작스런 고열, 두통, 근육통, 결막부종, 오심 및 구토 등이 4~7일간 지속되는 단계다. 제2기는 면역기라고 부른다. 1~3일간의 무증상기 후에 고열과 뇌막 자극 증상, 발진, 포도막염, 근육통이 나타나는 단계다. 그런데 대부분의 감염은 증상이 나타나지 않거나 극히 가벼운 증상만 나타난다. 황달을 초래하는 렙토스피라증은 5~10% 정도 발생한다. 병은 수일에서 3주 정도, 또는 3주 이상 지속될 수도 있다. 임상 경과는 렙토스피라 혈증기(또는 발열기, 4~9일 지속됨)와 회복기(또는 면역기, 6일째부터 12일째까지 지속됨)로 나눌 수 있다. 중증 감염인 경우 간부전, 신부전증 등이 나타나기도 한다. 우리나라에서는 기침, 각혈 등 중증의 폐출혈형도 발생하고 있다.

최근 발생하고 있는 전염병의 특성이 연령이 많은 노인들에게 특히 더 안 좋은 영향을 미치고 있다. 그렇다면 렙토스피라증도 노인들에게 특히 더 안 좋은 영향을 미칠까? 렙토스피라증은 사망률이 낮은 편이다. 그러나 연령이 높을수록 사망률이 증가한다. 황달이나 신장 손상이 있는 경우 잘 치료하지 않으면 20% 이상의 사망률을 보인다. 주된 사망 요인은 간부전, 신부전, 출혈, 성인형 호흡부전증후군, 부정맥 등이다. 치유되어도 후유증이 발생하기도 하는데 만성피로와 함께 신경학적 증상이 나타날 수도 있다. 따라서 가장 중요한 것은 질병을 조기에 파악하여 치료제를 빨리 투여해야 한다.

렙토스피라증과 기후변화

렙토스피라증은 기후에 민감한 전염병이다. 온도, 산성, 세균의 오염 등에 대단히 예민하여 위액, 담즙, 사람이나 소의 희석되지 않은 젖에 의해 쉽게 죽는다. 45℃ 증류수에서 20~30분, 50℃에서 10분, 60℃에서 10초, 70℃에서는 10초 이내에 사멸한다. 멸균된 맑은 물에서는 pH가 중성이면 4주 정도는 생존한다. 그러나 pH 5인 산성이 되면 2일밖에 생존하지 못한다. 오염된 상수에서는 18~20일간 생존할 수 있고, 바닷물에서 18~20시간 정도 생존한다. 렙토스피라증은 기후변화와 관련된 기온 상승, 홍수나 폭우의 증가에 많은 영향을 받는다. 1998~2005년의 우리나라 데이터 분석 결과[78], 렙토스피라증은 발생하기 3개월 전의 기온 상승에 따라 추가 발생률이 높은 경향을 보였다. 다른 기상요소들의 값이 모두 동일하다고 할 때, 여름철 월 평균기온이 0.5℃ 증가하면 렙토스피라증은 10% 증가한다. 최근의 연구도 이와 비슷한 결과를 보였다. 질병관리본부의 2013년~2015년 정책연구용역사업 결과[79]를 보자. 연구 결과 평균기온 상승이 감염병 발생에 영향을 미치는 것으로 확인되었다. 말라리아의 경우 최근 3주 전 평균기온이 1℃ 상승하면 17.01% 증가했다. 쯔쯔가무시(8주 전)는 13.14%, 렙토스피라증(8주 전)은 18.38%, 신증후군출혈열(8주 전)은 5.14%씩 늘어나더라는 것이다. 기온 외에도 폭우나 홍수 후에 렙토스피라증이 많이 발생한다. 이것은 우리나라 특유의 환경 때문이다. 우리나라의 경우 결실기에 많은 쥐들이 익은 벼를 먹기 위해 논두렁에 굴을 파고 산다. 이때 홍수가 나게 되면 쥐 굴속에 있던 렙토스피라균이 물에 씻겨 논물을 심하게 오염시킨다. 그리고 넘어진 벼를 일으켜 세울 때 날카로운 벼 잎에 스쳐 벗겨진 다리와 팔, 손의 상처로 균이 쉽게 침입하게 된다. 이런 이유로 홍수나 폭우의 증가는 렙토스피라증의 발생에 많은 영향을 미친다. 질병관리본부의 발표를 보면, 2015년에 렙토스피라증 환자가 104명이었는데 2016년에는 145명으

---

78 "기후변화에 의한 전염병 발생 영향 통합관리체계 구축", 순천향대학교, 2006.
79 "기후변화 건강영향 감시체계 실용화 및 선진화 기술 개발", 질병관리본부, 2015.

로 증가했다. 미래 기후의 변화는 우리를 걱정 속에 빠뜨린다. 기온 상승과 호우의 증가가 렙토스피라증의 발병과 유행을 가져오기 때문이다.

렙토스피라증 예방

렙토스피라증을 예방하기 위한 가장 좋은 방법은 유행 지역을 알면 그 지역을 피하는 것이 좋다. 야외에서 레저를 즐기거나 작업할 때는 긴 옷을 착용하도록 한다. 감염 가능성이 있는 재료를 다룰 때는 고무장갑이나 앞치마를 착용하는 것이 좋다. 물과 직접적인 접촉을 하는 사람은 장화 등을 착용하는 것이 좋다. 논에 고인 물에 손발을 담그지 말고 오염된 강물에서 수영하지 않도록 한다. 잔디 위에 눕거나 잠을 자지 않는 것이 좋다. 야외활동 후 귀가하면 옷에 묻은 먼지를 털고 반드시 목욕을 해야 한다. 논에서 작업을 하거나 들쥐 포획 작업 이후 수일 후부터 발열이 발생할 경우 빠른 시간 내에 의료기관을 가야만 한다. 상기도[80] 증상 없이 고열이 계속되면 빨리 병원에 가는 것이 가장 좋다.

---

80 기도에서 기관지, 후두, 인두, 코 안이 있는 부위.

Tip 11
날씨와 건강

오존은 건강에 치명적인 기상현상이다

"오존은 좋은 오존도 있고 나쁜 오존도 있다." 오존은 대기권에 두 군데 존재한다. 성층권에 오존층이 있고 지표면에도 오존이 존재한다. 성층권의 오존은 좋은 오존이고, 지표면의 오존은 나쁜 오존이다. 고도 20~25 킬로미터 성층권에 존재하는 오존층은 태양의 자외선을 흡수해 지구 생명체를 보호하는 역할을 한다. 반면에 지표면에 있는 오존은 자동차에서 발생하는 질소화합물이나 휘발성 유기화합물이 강한 자외선을 만나 화학반응이 일어나 만들어진다.

자동차로부터 배출된 이산화질소 분자는 태양으로부터 자외선을 흡수하여 1분자마다 산소 원자 1개를 분리하고 일산화질소를 재생한다. 분리된 산소원자는 산소분자와 결합하여 오존이 만들어진다. 오존을 만드는 데 반드시 햇볕이 필요한 것은 바로 자외선이 가지고 있는 에너지 때문이다. 질소화합물이 햇빛에 의해 오존이 만들어지면 그 독성은 15 배 이상 강해진다. 따라서 조금만 흡수해도 두통, 구토, 집중력 결여를 가져오며, 장시간 흡수하면 호흡기 장애나 무기력증을 일으킨다. 한마디로 여름철 오존은 사람들의 건강에 치명적인 독성물질인 것이다.

오존은 미세먼지와 달리 입자로 된 물질이 아니라 가스 형태로 존재한다. 따라서 마스크로 걸러지지 않은 채 그대로 호흡기가 노출된다. 오존은 강한 살균력과 산화력을 갖고 있기 때문에 흡입할 경우 폐 손상의 원인, 피부의 약한 부위를 자극해 질환을 발생시키기도 한다. 오존에 노출되면 맥박 및 혈압이 감소할 수 있고, 나른함, 어지러움, 두통, 심장질환 가능성이 높아진다. 오존주의보가 발령되면 노약자나 어린이, 호흡기환자, 심장질환자는 실외활동을 자제하고, 경보 상황에서는 유치원이나 학교 등의 실외학습, 노약자, 어린이의 실외활동을 중지시킨다. 중대 경보 시에는 유치원, 학교 등의 휴교를 실시한다. 방송에서 오존주의보 이상이 발령되면 무조건 야외활동은 삼가는 것이 장수의 지름길이다. 미세먼지는 황사마스크로 걸러지지만 오존만은 막을 방법이 없기 때문이다.

오존주의보에 대처하는 방법으로는 오존 농도가 높은 상황에서는 외출을 하지 않는 것이 가장 좋다. 야외활동을 하지 않고, 오존 발생의 원인이 되는 자동차 운행을 줄이고, 햇빛이 가장 강한 오후 1~4시 사이에 오존의 농도도 같이 높아지므로 이 시간대의 실외활동은 특별히 주의하는 곳이 좋다. 교통체증이 심하고 높은 건물이 많아 바람이 잘 통하지 않는 번화가 주변은 더더욱 피하는 것이 좋다.

Chapter 12
수인성 전염병

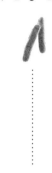

1. 세균성 이질

수인성 전염병이란?

최근 TV를 보다 보면 아프리카 어린이를 돕자는 캠페인이 자주 나온다. 이들이 먹지 못해 기아로 죽어가고 있다는 것이다. 이들에게는 식량부족으로 인한 영양결핍이 가장 큰 문제다. 그러나 아프리카의 물이 심각하게 오염되어 있는 것도 한 원인이다. 이것이 아이들의 사망률 증가에 영향을 미치고 있다고 전문가들은 말한다. 미래의 기후변화에서 가장 큰 문제는 식량과 물이다. 물은 계속적으로 부족한 양이 증가한다. 그러나 환경오염으로 인해 그마저도 순수하게 먹을 물이 부족해진다. 가물어서 물이 오염되고, 잦아지는 홍수로 인해서도 오염된다. 심각한 문제가 아닐 수 없다. 수인성 전염병은 병원성 미생물이 오염된 물에 의해서 전달되는 질병이다. 병원성 미생물들은 오염된 물을 통해 우리 몸에 들어와 감염증을 일으킨 후 대변을 통해 몸 밖으로 나간다. 이것은 다시 주변의 물을 오염시켜 다른 사람들을 감염시키기 때문에 수인성 전염병이라고 부르는 것이다. 공중보건학 측면에서 상당히 중요한 질병인 것이다. 주요 수인성 전염병에는 세균성 이질Shigellosis, 장티푸스, 파라티푸스, 장출혈성 대장균 감염증, 살모넬라균 감염증, 장염 비브리오균 감염증, 노로바이러스 감염증Norovirus infection, 로타바이러스 감염증Rotaviral infection 등이 있다.

　수인성 매개 질환의 감염 경로는 오염된 물이나 음식을 섭취할 때 가장 많이 발생하며, 감염자와의 접촉을 통해서도 발생한다. 기후변화로 인해 기온이 상승하면 장관 감염증이 증가하고 세균 증식속도가 증가하며 이로 인해 설사 환자가 증가하게 되는 것이다. 잦은 홍수 발생은 수인성 매개 질환의 발생 증가에 영향을 미친다. 기후변화로 인한 해수면 온도 상승과 비브리오균 검출, 콜레라 발병과 연관이 있음이 보고되고 있다. 한 연구보고서[81]는 외국의 사례를 인용하고 있다. 강수가 수인성 질환의 발생에 기여하는 요인으로 보는데, 강물 공급관의 오염 역시 강수와 관련 있음을 제시하고 있다.

기후변화와 수인성 전염병

기후변화로 인한 지역적 강수량 증가, 가뭄과 사막화, 환경오염으로 인한 먹을 물 부족은 수인성 전염병을 만들어낸다. 수인성 전염병은 물이 원인이 되어 발생하는 전염병을 말한다. 연구보고[82]에 의하면 수인성 매개 질환은 기온, 홍수, 해수면 온도 등의 기상요인에 영향을 많이 받는다고 한다. 기온의 증가는 설사의 유병률을 높이는 결과를 가져온다. 이것

---

81 "한반도 기후변화 영향평가 및 적응 프로그램 마련", 환경부·아주대학교 예방의학교실, 2003.
82 "기후변화 취약성 평가 표준화 방법론 개발", 서울대학교 산학협력단, 2011.

은 살모넬라균 등 원인 병원체 증식에 영향을 미치기 때문이다. 홍수는 급격한 강수량의 증가로 기존 수질 관리 시스템이 정상적으로 작동하지 못하게 만들면서 이로 인해 질병을 유발한다. 해수면의 온도 상승은 해양 식물의 성장 환경을 변화시키고 비브리오, 콜레라 등을 증가시킨다. 수인성 전염병이 미래에 급증할 것으로 예상하는 이유가 바로 여기 있다.

기상재해는 수인성 전염병 및 해양 오염과 관련된 질환의 발생을 증가시킨다. 홍수는 미생물이나 독성 화학물질을 강 유역이나 해안지대로 유입시킨다. 홍수로 인해 오염된 물은 여러 가지 질병을 유발한다. 예를 들어 수해 지역의 식수와 음식물은 화장실의 분변, 생활하수, 죽은 가축에서 나온 병균으로 오염되어 있다. 따라서 각종 전염병을 일으키기 쉽고, 오염된 물에 접촉하면 피부병이 발생한다. 가장 흔한 것이 설사병이다. 세균 감염에 의한 식중독은 구토, 고열 증상과 함께 설사를 동반한다. 반면에 가뭄의 경우 강물의 유속을 감소시켜 강이나 하천의 유기물과 화학물질의 농도를 높이면서 위생에 필요한 물을 감소시킨다.

질병관리본부는 장마가 끝난 후 돌 수 있는 질병으로 수인성 전염병과 눈병, 일본뇌염 등을 꼽는다. 수인성 전염병이 위험한 것은 개개인에게서 발병할 때도 문제지만, 오염된 물을 통해 2차적으로 다수의 사람에게서 발생하기 때문이다. 필리핀에서는 2012년 1월 태풍 센동Sendong과 함께 2013년 11월 태풍 하이옌이 홍수를 몰고 온 후 수인성 전염병이 대대적으로 발생해 많은 사람이 죽었다. 그런데 수인성 전염병 가운데 가장 많이 발생하고 피해를 많이 주는 것이 세균성 이질이다.

세균성 이질이란?

세균성 이질은 시겔라^{Shigella}균에 감염된 상태를 의미한다. 대장과 소장을 침범하는 급성 감염성 질환으로 제1군 법정 전염병으로 분류되어 있다. 가장 많이 전염되는 경로는 환자 또는 보균자가 배출한 대변을 통해 구강으로 감염되는 것이다. 전파시키는 사람들은 배변 후 깨끗이 씻지 않은 손으로 음식을 오염시켜 간접적으로 전파하거나, 직접적인 신체적 접촉에 의해 다른 사람에게 전염시킨다. 드물게는 식수, 우유, 바퀴벌레, 파리에 의한 전파도 보고되고 있다.

잠복기는 1~7일이며, 전염기는 발병 후 4주 이내다. 증상으로는 발열, 소량의 묽은 대변, 전신 통증, 식욕 부진 등의 비특이적 증상이 나타난다. 여러 날 동안 물 같은 설사가 심해지면서 복통 및 장을 침범한 증상이 심해진다. 약 1주일 이후부터는 피와 고름, 점액이 섞인 대변이 나타난다. 일반적인 치료로 대개는 1주일 정도 지나면 증상이 호전되나 심한 합병증은 5세 이하 소아에게서 자주 나타난다. 심한 경우에는 탈수 증상, 의식 변화, 경련, 전해질 불균형을 보일 수 있다. 이외의 합병증으로는 독성 거대결장⁸³, 장천공, 직장 탈출증이 있을 수 있다.

가족 내 2차 발병률은 10~40%에 달할 정도로 높다. 아주 적은 양(10~100개)의 세균도 감염을 일으키는 특성이 있다. 그래서 집단 발병도 자주 발생한다. 집단 발병은 위생상태가 나쁘고 좁은 공간에서 여럿이 거주하는 고아원 등 사회복지시설, 정신병원, 교도소 등에서 많이 발생한다. 전 세계적으로 매년 1억 6,500만 명의 환자가 발생하는 것으로

---

83 장이 물리적으로 막힌 곳이 없음에도 불구하고 장이 거대하게 확대되는 현상이다.

추정된다(환자 중 69%가 소아). 우리나라에서는 2000년에 2,462명의 환자가 발생한 이후 발병률이 꾸준히 줄어들고 있는 추세다.

세균성 이질의 발생 특성

최근에는 해외 유입 세균성 이질이 증가하는 추세다. 세균성 이질은 1970년 이후 발생이 감소했으나 1998년 이후 다시 급격히 증가했다. 2000년 2,462명이 신고되었고, 이후 2003년 1,117명을 정점으로 점차 감소, 2007년 이후에는 200명 내외로 신고되었다. 2013년 인천, 경기 지역을 중심으로 유행하여 증가했던 발생건수는 2014년에는 110명으로 감소했다. 2015년에는 88명이 신고되어 전년대비 20% 감소했다. 다만 국내 환자는 줄어드는 대신 국외 유입 환자가 증가하고 있다. 국외 유입 환자는 2015년에 25명(28.4%)이었다. 해외 유입 사례가 증가한다는 것은 그만큼 우리나라 사람들의 해외여행이 증가하는 것에 기인한다.

질병관리본부 역학조사과는 2010년 국가전염병감시체계에 신고된 세균성 이질 환자 85건의 사례를 통해 역학적 특성을 파악했다. 연령별로는 60대 이상이 35명(41.2%)으로 가장 많았고(평균 50.2세), 여성이 49명(57.6%)이었다. 해외 유입 사례의 67.7%는 30대 이하인 반면, 국내 감염 사례의 63.6%는 60대 이상이었다. 해외여행이 잦은 젊은 층에 세균성 이질이 많이 나타나는 특징이 있다. 2001년에서 2008년 11월까지 해외로부터 유입된 세균성 이질 환자는 214명이었다. 추정 감염 국가로 태국이 41명으로 가장 많았고, 캄보디아와 베트남이 각각 39명, 중국이 31명 등이었다. 기온이 높은 지역에서 세균성 이질 환자가 많이 유입된다는 것을 잘 보여주는 예다. 또한 대부분이 휴가, 방학 기간이 포함된 5월에서 8월 사이에 증상이 발생했다는 점도 흥미롭다. 여름방학이나 휴가철에 외국여행을 계획한 사람들은 무엇보다 세균성 이질에 철저한 대비를 해야 겠다.

세균성 이질과 기후변화

우리나라 1998~2005년 데이터를 분석한 결과[84], 세균성 이질은 발생한 달(및 1, 12, 13개월 전)의 기온 상승에 따라 추가 발생률이 높은 경향을 보이고 있다. 다른 기상요소들의 값이 모두 동일하다고 할 때, 그 달의 월 평균기온이 0.5℃ 증가하면 세균성 이질은 3% 증가하는 것으로 나타난 것이다. 세균성 이질이 기온 상승과 밀접한 연관이 있다는 것을 잘 보여주고 있다. 세균성 이질에 의한 설사 증세는 기온이 올라갈수록 급격히 증가한다는 연구 결과도 있다. 미국 존스 홉킨스 공중보건대학의 연구진들이 페루의 리마Lima에서 어린이 5만 7,331명을 대상으로 연구를 했다. 그랬더니 1993년과 1997년 사이에 페루의 설사병 증가가 지구 기온의 상승과 관련이 있더라는 것이다. 즉, 기온이 1℃ 올라갈 때마다 어린이 설사 환자 수가 8%씩 증가한다는 것이다. 1997년과 1998년은 엘니뇨가 극성을 부릴 때였다. 당시 리마의 온도는 평년보다 4℃ 이상 높았다. 이때의 설사 환자는 엘니뇨가 발생하지 않았던 해의 2배에 달했다고 한다. 의료체계가 발달한 지금 우리나라 사람들은 설사병을 대수롭지 않게 여긴다. 그러나 개발도상국에서 만 5세 미만의 어린이 300만 명을 매년 사망시키는 무서운 질병이 바로 설사병이다.

---

84 "기후변화에 의한 전염병 발생 영향 통합관리체계 구축", 순천향대학교, 2006.

세균성 이질의 예방

설사병의 의학적 원인으로는 세균·바이러스·기생충 등이 만들어내는 독소 작용, 소화기능 저하, 장관점막의 삼투압의 변화, 기계적·물리적인 자극, 장 내용물의 이상발효 등이 있다. 여름날 우리나라 어린이에게 설사병을 유발하는 것은 더위로 인한 소화기능 저하, 음식, 약물, 장외감염 등이 대부분이지만, 후진국 어린아이들에게 심각한 설사병을 유발하는 것은 세균과 바이러스 감염에 의한 것이 대부분이다. 불결한 주위 환경과 기온 상승이 설사병을 일으키는 살모넬라Salmonella와 예르시니아Yersinia, 캄필로박터Campylobacter, 비브리오Vibrio균 등의 번식을 용이하게 하기 때문이다. 세계보건기구 여행의학협력센터의 연구에 따르면, 개발도상국을 한 달 이상 머무는 여행자 가운데 세균성 이질에 의한 설사 20~60%, 말라리아 2~3%, 뎅기열 1%가 발생할 수 있다고 하는 것도 이 때문이다. 지구온난화로 인한 기온 상승, 강수량 증가 등의 기후변화는 미래에 더 많은 세균성 이질 환자를 만들어낼 가능성이 매우 높다는 것이다. 실제로 우리나라에서도 세균성 이질 환자가 계속 증가하고 있다. 2015년에 88명이었던 환자 수가 2016년에는 113명으로 증가했으니 말이다.

　세균성 이질을 막는 가장 좋은 방법은 손을 깨끗이 씻는 것이다. 사스나 조류독감이 유행하면 손을 깨끗이 씻도록 손세척제를 준비하는 기업들이 최근 늘어나고 있다. 손만 깨끗이 씻어도 전염병의 상당 부분은 예방할 수 있기 때문이다. 아이들의 대변을 치운 후나, 음식 조리 전에 물과 비누로 손을 깨끗이 씻는 것이 가장 효과적이다. 이질이 발생하면 감염자의 접촉격리 및 위생관리를 잘 해주어야 한다.

2. 노로바이러스

노로바이러스란?

"겨울에 설사가 유행한다?" 웬 생뚱맞은 이야기냐고 하지 마라. 실제 겨울만 되면 기승을 부리는 설사 바이러스가 있다. 식중독에 의한 설사는 봄과 여름에 많이 발생한다. 그런데 독특하게도 노로바이러스[Norovirus infection]는 겨울에 식중독을 많이 일으킨다. 한 연구[85]에 따르면, 겨울철에 50% 이상의 식중독이 노로바이러스에 의한 것이라고 한다. 바이러스성 식중독의 대표적인 원인체인 노로바이러스는 1968년 처음 발견되었다. 미국 오하이오 주 노워크[Norwalk] 지역 초등학교에서 발생한 비세균성 식중독의 원인체였다. 당시에는 원인체가 무엇인지 알기 어려워 여러 명칭으로 불렸다. Norwalk virus, Norwalk-like virus, small-round structured viruses(SRSVs), 겨울철 설사병 등으로 불렸다. 그러다가 2003년 이후 노로바이러스라는 이름으로 재명명되면서 현재에 이르게 되었다.

노로바이러스는 특히 집단식중독을 많이 일으켜 서구에서는 상당히 많이 연구하는 질병이다. 지구온난화로 인한 기후변화는 질병 바이러스의 지속적인 변이를 가져오고 있다. 노로바이러스도 최근 10년간 새로운 유전자형 출현이 보고되고 있다. 항원성이 더 강한 변이형이 나타날 가능성이 높다는 것이다.

노로바이러스 감염증은 칼리시바이러스[Calicivirus] 과에 속하는 노로바이러스에 의해 발생한다. 노로바이러스 입자는 크기가 27~40nm(나노미

---

85 "Prevalence of Noroviruses Detected from Outbreaks of Acute Gastroenteritis in Busan", 구희수 외 3명, 부산대학교, 2015.

터, 10억 분의 1미터)이고 정이십면체 모양이다. 바이러스는 열이나 화학물질에 강해 60℃에서 30분 동안 가열해도 감염성이 유지되고, 수돗물의 염소 농도에서도 불활성화되지 않을 정도다. 감염자의 대변 또는 구토물에 의해 노로바이러스에 오염된 음식이나 물을 통해 감염되는 경우가 많다. 감염자가 접촉한 물건의 표면에 있는 노로바이러스에 의해 감염되기도 한다. 소량의 바이러스만 있어도 쉽게 감염될 수 있을 정도로 전염성이 매우 높다. 전염성은 증상이 나타날 때 가장 강하다. 회복 후 3일에서 길게는 2주까지 전염성이 유지된다고 알려져 있다.

노로바이러스의 증상

노로바이러스에 감염되면 평균 24~48시간의 잠복기를 거친다. 그런 뒤 갑자기 오심, 구토, 설사의 증상이 발생한다. 48~72시간 동안 지속되다가 치료가 이루어지면 빠르게 회복된다. 어린아이들은 주로 구토가, 어른들은 설사가 많이 나타난다. 구토나 설사만 있는 것이 아니고 두통, 발열, 오한 및 근육통과 같은 신체 증상이 동반되는 경우도 많다. 설사에 피가 섞이지는 않고, 묽은 설사를 하루에 4~8회 정도 하고 고열은 절반 정도의 환자에게서 나타난다.

노로바이러스는 전염성이 매우 높은 바이러스성 감염 질환이다. 감염성이 크다는 것은 집단 발생의 가능성이 높다는 뜻이다. 발생이 가장 높은 곳은 학교 집단급식소로 전체 발생률의 39%나 되고, 일반음식점에서 10% 정도 발생하고 있다. 요양원, 캠프, 군대, 학교 급식에서 발생하는 비세균성 위장염의 경우 노로바이러스에 의한 감염의 경우를 확인하는 것이 필요하다. 감염을 막기 위해서는 철저한 가열 처리가 필요하다.

질병관리본부의 최근 5년간 식중독 발생 통계에 따르면, 노로바이러스 식중독은 매년 평균 46건이 발생했다. 날씨가 추워지는 11월부터 발생이 급격히 증가한 것으로 나타났다. 어김없이 2016년에도 11월부터 면역력이 낮은 유아, 초등학교 저학년생을 중심으로 노로바이러스 감염 식중독 환자가 꾸준히 발생하고 있다.

노로바이러스와 기후변화

지구온난화로 인한 기후변화가 바이러스의 발생을 증가시킨다는 외국의 연구와 마찬가지로 국내에서도 비슷한 결과가 나왔다. 식품의약품안전청은 용역연구[86]를 통해서 오는 2030년까지 한반도 온난화 현상으로 우리나라 노로바이러스 식중독 발생률이 높아질 것으로 전망했다. 2030년까지 한반도 기온과 강수량이 2008년 대비 각각 1.2℃와 4.9%씩 증가하면서 노로바이러스에 의한 식중독 발생률이 높아질 것이라는 거다. 이는 한반도 기온과 강수량이 2030년에는 현재의 일본 니가타현 지역과 미국 버지니아 주 지역의 기후와 비슷할 것으로 가정한 데 따른 연구 결과다. 2030년 우리나라 전국 평균기온은 13.2℃, 강수량은 1,353.5밀리미터로 예측되었다. 이와 비슷한 날씨를 보이는 일본 니가타현의 경우 지난 2003~2008년 원인균별 식중독 발생 현황을 살펴보면, 노로바이러스에 의한 식중독 발생률이 40%로 가장 많고, 캠필로박터(25%), 비브리오(14%)가 그 뒤를 이었다. 또 미국 버지니아 주도 1997~2007년 식중독 발생 현황에서 노로바이러스에 의한 식중독 발

---

[86] "기후변화에 따른 식중독 발생 영향 분석 및 관리체계 연구", 한국보건산업진흥원, 2010.

생률이 49%로 매우 높았다. 반면 우리나라는 2002년부터 지난해 6월까지 총 1,756건의 식중독이 발생했으며[87] 이 중 노로바이러스에 의한 식중독은 259건으로 원인균별로는 가장 많았다. 그러나 비중은 전체의 14.7% 수준으로 일본 니가타현과 미국 버지니아 주보다는 현저히 낮았다. 그러나 미래에는 기후변화로 인해 노로바이러스 식중독 발생률이 높아질 것으로 예측되며, 또한 변종이 많이 나타나는 것으로 보아 노로바이러스가 창궐할 것으로 예상된다. 사망률은 낮은 편이지만 집단식중독 등 사람들의 건강에 많은 영향을 미치는 노로바이러스에 대한 더 많은 연구가 필요하다고 본다.

노로바이러스의 연구

미국질병통제센터[CDC]에 따르면, 식중독 발생 원인의 약 50%, 바이러스성 위장염의 96%가 노로바이러스에 의한 것이다. 노로바이러스에 의한 급성 위장염은 매년 2,000만 건 이상이라고 하며, 이것은 미국인 15명당 1명이 감염된다는 말이다. 매년 노로바이러스로 인해 7만 명 이상이 입원하고 800명이 사망한다. 노로바이러스는 경제적·사회적으로 막대한 손실을 가져오는 질병이라고 할 수 있다. 일본도 미국과 비슷하다. 2001년부터 2007년까지 일본에서 발생한 식중독 환자 중 노로바이러스에 의한 식중독 환자 수가 가장 많았는데, 2006년 겨울에는 41명, 2012년 겨울에는 8명의 사망자가 발생하여 노로바이러스 신드롬이 일기도 했다. 일본에서는 미래의 주요 발생 질병으로 노로바이러스 감염

---

[87] "2030년까지 노로바이러스 식중독 비중↑", 복지뉴스, 2010. 5. 31.

을 꼽는다. 2001년부터 2006년까지 유럽의 13개국에서 발생한 노로바이러스 식중독은 7,636건이었다. 이 중에서 독일과 영국이 각각 49.9%, 25.4%로 다른 국가에 비하여 높은 발생빈도를 나타냈다.

선진국에서는 전 세계적으로 노로바이러스 식중독의 위험성이 높아지고 있다고 경고하고 있다.[88] 위험성이 증가하는 것은 변종 바이러스가 자꾸 만들어지기 때문이다. 전 세계적으로 노로바이러스 식중독의 62%가 노로바이러스 GII-4 유전자형에 의해 발생하는 것으로 보고되고 있다. 2001년부터 2007년까지 5개 대륙 15개 연구소로부터 확보한 3,098개의 GII-4형으로부터 8개의 변이 바이러스가 보고된 적이 있다. 일본에서도 GII-4/2006b와 이 유전형에 속하는 7종의 변이 바이러스(GII-4/2006b 아형)를 확인했다고 한다. 사실 걱정되는 것은 현재 나타난 노로바이러스보다 변이된 바이러스라고 할 수 있다.

노로바이러스 유전자 재조합에 의해 새로운 유행이 출현하면 폭발적 유행이 발생할 수 있어 백신의 중요성이 강조되나 인플루엔자와 달리 같은 집단에서 기존에 유행되던 아형은 그대로 존재하면서 동시에 여러 유전형이 존재하므로 그만큼 백신의 개발이 더 어려운 측면이 있다.

우리나라에서는 1999년 노로바이러스 식중독이 처음으로 보고되었고, 2003년 노로바이러스에 의한 집단식중독 사고가 발생하면서 주목받기 시작했다. 2006년 31개 학교의 집단급식소에서 식중독 사고가 전국적으로 발생했으며, 당시 2,400여 명의 환자가 치료를 받으면서 노로바이러스 식중독이 사회적 이슈로 부각되었다. 이후 식품의약품안전청

---

[88] 영국의 건강예방국(HPA, Britain's Health protection Agency)은 2013년 노로바이러스 식중독 발생이 2012년과 비교하여 72% 이상 증가했다고 발표했다.

의 집중적인 예방활동으로 식중독 발생건수는 대폭 감소하고 있으나, 아직까지 매년 1,000~2,000여 명의 환자가 발생하고 있는 상황이다. 우리나라도 외국과 마찬가지로 식중독을 가장 많이 일으키는 병원체가 노로바이러스이다.

노로바이러스의 예방

노로바이러스에는 예방접종 약이 없다. 그렇기 때문에 예방이 매우 중요하다. 감염을 예방하기 위해서는 손씻기가 가장 중요하다. 영유아를 돌보는 보호자는 반드시 손 위생에 신경을 써야 하며, 아이 또한 손을 자주 씻게 해야 한다. 음식물은 반드시 끓여먹는 것이 좋다. 한 연구[89]에 따르면, 100℃에서 10분간 가열처리한 노로바이러스 오염 굴에서는 바이러스가 발견되지 않았다. 노로바이러스는 열에 취약해 85℃ 이상에서 1분 이상 가열하면 사멸한다. 노로바이러스는 전염력이 강하기 때문에 감염이 의심될 때는 유치원이나 학교에 보내지 말고 쉬도록 하여 전염을 최대한 막는 것이 좋다.

　집단 발생 가능성이 높은 전염병이다 보니 외국에서는 상당히 많은 관심을 가지고 퇴치에 열을 올리고 있다. 외국의 시설별 노로바이러스 식중독 발생 통계분석 결과[90]에서는 국가별, 시설별 특성이 나타난다. 2010년부터 2011년까지 미국에서 발생한 노로바이러스 식중독 1,518건 중에서 양로원이나 병원 같은 건강시설healthcare facility에서의 발생률은

---

89 "가열처리 조건에 따른 오염 굴(crassostrea gigas) 중의 male specific coliphage와 노로바이러스 농도 변화", 박큰바위 외 7명, 국립수산과학원, 2015
90 "외국의 시설별 노로바이러스 식중독 발생 통계분석", 한국식품위생안전성학회, 이민화 외 9명.

약 59%에 달했다. 일본 오사카 현청Prefectural Government의 보건복지과가 2006년과 2007년 사이 1만 1,583건의 노로바이러스로 인한 식중독 사고를 분석했더니 요양원과 복지시설에서 53%, 병원에서 27%의 발병률을 보였다. 뉴질랜드, 스코틀랜드, 핀란드, 브라질의 건강관리시설에서도 노로바이러스 감염 사례가 보고되었다. 그 밖에 리조트, 레스토랑, 군부대 등 단체급식시설 등에서 식중독 발생빈도가 높게 보고되고 있다.

3. 여전한 악마, 콜레라

콜레라와 기후변화

콜레라Cholera 하면 떠오르는 영화가 있다. 2006년에 개봉되었던 〈페인티드 베일The Painted Veil〉이다. 이 영화의 배경은 1925년 중국의 오지 지역이다. 영국의 세균학자 월터 페인이 아내 키티를 데리고 콜레라가 횡행하는 곳으로 자원하여 들어가는 장면부터 영화는 시작된다. 페인은 키티에게 첫눈에 반해 결혼했다. 그러나 키티는 사랑도 없는 결혼을 억지로 했다. 그러다 보니 얼마 지나지 않아 키티는 바람을 피운다. 그러자 남편인 페인은 아내를 끌고 사지死地나 다름 없는 콜레라 소굴로 끌고 들어간다. 어쩌면 같이 죽자는 심정이었는지 모른다. 그런데 그곳에서 두 사람은 서로의 장점과 헌신을 깨닫고 비로소 깊이 사랑하게 된다. 하지만 그 사랑이 완성되려던 순간에 페인은 콜레라에 걸려 "용서해달라"는 말을 남기고 죽어버린다. 오랫동안 기억에 남는 슬픈 영화다.

　콜레라에 대해서는 제1부에서 언급했다. 그럼에도 다시 소개하는 것은 과거 전염병의 역사에서 매우 치명적인 질병이었을 뿐만 아니라 현대에도, 그리고 다가올 미래에도 치명적인 전염병이기 때문이다. 특히 콜레라는 지구온난화로 인한 기후변화에 많은 영향을 받는다. 한 연구[91]에 따르면, 해수면 온도의 상승은 콜레라 바이러스의 숙주인 요각류[92]의 플랑크톤 개화 기간을 늘린다. 2014년 9월 유엔 IPCC(정부간기후변화위원회)는 5차 최종 보고서를 통해 해수온도 상승을 경고했다. 해수온도 상승으로 슈퍼태풍의 발생과 각종 전염병 확산 가능성이 높다는 것이다.

콜레라에 대한 설명은 제1부에서 했기 때문에 여기에서는 주로 기후변화의 영향을 다루도록 하겠다. 2014년 동태평양의 해수 온도가 높아지는 엘니뇨 현상이 발생했다. 전반적인 기후변화로 인한 해수 온도 상승 외에 엘니뇨 등의 영향도 콜레라의 발생에 많은 영향을 주고 있다고 의학자들은 말한다. 순천향대학교의 연구[93]에 의하면 방글라데시에서 18년간 진행된 연구를 통해 콜레라와 엘니뇨와의 관련성이 증명되었다. 열대지방에서는 일 년 내내 콜레라가 발생하지만 온대지방에서는 주로 따뜻한 계절에 발생한다. 이렇게 특정 계절에 한정되어 발생하는 이유는 콜레라 비브리오균의 증식이 계절적 차이에 따라 다르기 때문이다. 또 물과 접촉하는 사람들의 행동양식이 계절적으로 차이가 나는 것도 하나의 원인이다. 1997~1998년 엘니뇨는 가장 극심했고, 이때 발생한 극심한 홍수는 지부티, 소말리아, 케냐, 탄자니아, 모잠비크에서 콜레라 유행을 일으켰다.

세계보건기구는 2011년 5월에 전 세계로 콜레라가 확산되고 있는데

91 "한반도 기후변화 영향평가 및 적응 프로그램 마련", 환경부·아주대학교 예방의학교실, 2003.
92 물벼룩 등의 수생동물.
93 "기후변화에 의한 전염병 발생 영향 통합관리체계 구축", 순천향대학교, 2006.

이것은 기후변화 영향이 크다고 발표했다.[94] 카메룬에서 콜레라로 263명이 사망하고, 아시아 및 아프리카 지역에서도 콜레라가 발생했다. 그 원인은 폭우 피해 때문이었다. 폭우 피해가 잇따르면서 안전한 식수와 위생시설이 부족한 곳에 콜레라 감염이 급증했다는 것이다. 2011년 3월 중앙아프리카의 카메룬 북부 지역에서 우물 부족과 위생 기준 불량 등으로 콜레라가 창궐하여 263명이 사망하기도 했다. 카메룬 공공보건부는 주민의 70%가 화장실이 없는 경우가 대부분이고 우기가 지속되면서 식수가 배설물에 의해 오염되어 콜레라가 쉽게 발생했다고 말한다. 2011년 사상 최악의 홍수로 2,000만 명의 이재민이 발생했던 파키스탄 북서부 지역에서 콜레라가 창궐한 것도 대홍수 때문이다.

2002년 9월에 미국의 미시간 대학, 스페인의 바르셀로나 대학, 방글라데시의 연구소가 공동으로 연구하여 최근 수십 년간에 일어난 '기후변화'와 '콜레라 발생' 간에 상당한 연관성이 존재한다는 것을 밝혀냈다. 그 이전에도《사이언스Science》지에 엘니뇨가 콜레라 사이클에 영향을 미치는 것으로 보고된 바 있다. 그러나 이번 연구 결과는 지난 20년 동안 방글라데시의 기후와 질병에 관한 데이터만을 가지고 분석한 것이다. 이들은 결과를《PNAS(미국국립과학원회보)》온라인판에 발표했다.《사이언스》지에 실린 내용처럼 엘니뇨가 콜레라에 단순히 영향을 미치는 수준이 아니라 콜레라 발생에 크게 기여한다는 사실이다. 엘니뇨로 인해 기온이 더워진 후에 콜레라가 급격히 증가하더라는 것이다.

우리가 상식적으로 생각해도 기온이 상승하고 바닷물의 수온이 올라

---

[94] 뉴스한국(http://222.234.0.149/earth)

가면 콜레라는 더 많이 발생할 것으로 예상할 수 있다. 콜레라는 비브리오 콜레라균에 의한 장내 감염이기 때문이다. 주로 오염된 식품이나 물을 섭취한 후 감염된다. 그런데 이런 질병은 염수에서 생육이 가능하고 더운 온도에서는 번성하는 세균에 의한 것이 대부분이다.[95] 사람들은 더운 날씨일수록 오염된 물에 접촉할 기회가 더 많아진다. 따라서 콜레라는 기후 패턴에 민감한 영향을 받을 수밖에 없는 것이다.

콜레라는 기온 상승에 매우 민감하다. 평균 최저 기온이 약간 상승하는 데 따라 콜레라 발생건수가 2배가 되기도 한다. 미시간 대학의 공동 연구를 보면 콜레라 발생건수의 2배 증가는 평균 최저 기온이 23℃에서 24℃로 상승할 때 나타났다. 이 연구에서는 "기후학자들이 대기 중 온실가스의 증가로 인해 향후 100년간 전 세계 평균기온이 1.4~5.8℃까지 상승할 수 있다[96]"고 예측하고 있다고 말한다. 앞에서 얘기한 대로 IPCC의 최종 보고서에서는 지구 평균기온이 4.6℃ 상승할 것으로 예견하고 있는데, 이는 일부 기후학자들의 평균 범위보다는 높은 수치다. 연구를 주도한 미시간 대학의 연구원은 "이번 분석의 결과에 따르면, 만약 기온이 예측 범위의 최대치 이상으로 상승할 경우 아시아와 아프리카에서 매우 높은 콜레라 발생건수를 예상할 수 있다"고 밝히고 있다.

콜레라 예방

2011년에 세계보건기구에 보고된 콜레라 감염 사례를 보면, 매년 평균 12만 명이 콜레라 감염으로 사망하고 있다. 2011년 아이티와 카메룬에

---

95 국가 환경산업 기술정보시스템 홈페이지(http://www.konetic.or.kr) 자료.

96 국제백신연구소(http://www.ivi.int/web/korean) 홈페이지 자료.

서 발생한 치명적인 콜레라 창궐 사태는 이제 콜레라가 다시 강력하게 지구로 귀환하는 것이 아니냐는 우려를 낳게 만들었다. 어떻게 하면 콜레라를 사전에 예방할 수 있을까가 모든 콜레라 연구소의 화두가 되었다. 국제학술지인 《열대의학 위생학에 대한 미국 저널AJTMH》(2012년 6월)을 보니 흥미로운 내용이 실렸다. 국제백신연구소IVI 연구진은 강우량과 기온의 변화가 콜레라가 실제 발생하기 수개월 전에 발생의 사전 징후가 될 수 있음을 밝혀냈다는 것이다. IVI 연구진은 탄자니아 잔지바르섬 지역에서 콜레라의 발생 환경 자료를 분석했다. 그랬더니 평균 최저기온 1℃ 정도의 상승이 4개월 내에 콜레라 발생이 2배로 늘어날 것을 경고하는 징후가 되더라는 것이다. 월 200밀리미터의 총강수량 증가는 2개월 이내에 이와 유사한 수준의 콜레라 발생 증가로 나타난다고 한다. 이 같은 연구 결과는 콜레라의 예방에 큰 도움이 될 수 있다. 콜레라가 널리 퍼지게 되면 백신접종은 효과가 거의 없다. 그러나 콜레라가 창궐할 것이 예상된다면 백신접종 등 미리미리 사전조치를 취할 수 있기 때문이다.

우리나라도 2001년 이후 15년 만인 2016년에 거제 지역을 중심으로 콜레라 환자가 발생했다. 의학 전문가들은 2016년 남해안의 해수 온도가 이례적으로 매우 높았던 것이 콜레라가 다시 발병하게 된 원인으로 보고 있다.

미래의 기후변화에 크게 증가할 것으로 예상되는 콜레라에 대한 대책마련이 시급하다. 콜레라는 20세기에 들어와서도 크게 유행했지만 이전과는 그 양상이 다르다. 이젠 예전과 달리 정확한 자료조사가 가능해졌다. 예전에는 바닷가 근처 연해 중심에서 많이 발생했지만, 지금은 교통의 발달에 따라 내륙에도 깊숙이 전파되어 발생한다. 사람들의 면역력이 증대됨에도 불구하고 콜레라로 인한 치사율은 여전히 높은 수치를 보이고 있다. 따라서 국제적인 콜레라 예방 네트워크 구축이 시급하고, 아울러 콜레라에 대한 공중보건 대책을 실시할 필요가 있다. 대규모 백신접종을 실시하는 방법이 가장 좋은데, 이는 백신접종을 받은 사람들의 이웃주민에게도 예방 효과가 나타나는 집단 면역 효과도 생기기 때문이다. 항생제의 대량 확보 및 발생 시 투입, 손씻기와 깨끗한 물 공급 등은 콜레라를 예방하는 단순하지만 효과는 매우 높은 방법이기도 하다. 평소에 국민들에게 예방 차원의 공중보건 캠페인을 하는 것도 좋은 방법일 것 같다.

극심한 기후변화가 가져오는 뇌졸중

변덕스런 날씨에 치명적인 질병이 있다. 뇌졸중이다. TV 인터뷰를 자주하는 필자가 당혹스러운 것은 날씨가 따뜻하다가 기온이 뚝 떨어질 때다. 2014년 1월[97]의 경우 서울 낮 최고 기온이 영상 10℃ 전후를 기록하다가 영하 4℃로 떨어진 적이 있었다. 평년 기온으로 보면 오히려 따뜻한 기온이었다. 그런데 사람들은 왜 이렇게 춥냐며 난리였다. 이것은 추위에 우리 몸이 적응하는 데 필요한 시간이 약 2주 정도 걸리기 때문이다. 이 때문에 오래 계속된 추위보다 포근한 날씨 후 갑자기 찾아오는 추위가 더 춥게 느껴진 것이다. 그리고 갑자기 추워지는 날씨는 건강에 더 위험하다. 우리 몸이 적응할 시간적 여유가 적기 때문이다. 이때 우리 몸 중 가장 위험한 곳이 심장과 뇌혈관이다. 갑자기 추워지는 날씨는 혈관을 수축시켜 일종의 '동파' 현상을 일으키기 때문이다.

"겨울철 응급질환인 뇌졸중은 1분 1초의 시간이 생사를 결정짓는 질환입니다"

---

97 2014년 1월은 대체로 이동성 고기압의 영향을 받아 남쪽으로부터 따뜻한 공기가 유입되어 포근한 날이 지속되었고, 전국 평균기온은 0.5℃로 평년(영하 1.0℃)보다 1.5℃ 높았다.

뇌졸중[98]이 위험한 것은 생사 문제뿐 아니라 후유증이 매우 크기 때문이다. 뇌졸중이 발생하면 완치 방법이 거의 없다. 18%가 사망하고, 9%는 완전 회복되며, 73%는 심한 장애가 남는 중증질환[99]이다. 우리나라에서 암 다음으로 높은 사망률을 나타내며 60대 이후 노인들의 사망률 가운데 가장 높다.

날씨가 추운 날에는 심근경색이나 뇌졸중 위험이 높아진다. 그래서 추운 겨울날 외출할 때에는 보온에 각별히 신경을 써야 한다. 고혈압 환자는 적절한 운동을 해주어야 한다. 규칙적인 운동은 혈압을 관리하는 데 도움이 되기 때문이다. 걷기, 수영, 자전거 타기 등의 유산소 운동이 좋다. 그러나 추운 날 운동은 치명적이므로 하지 않는 것이 좋다. 술과 담배는 끊어야 한다. 술은 심장을 흥분시키고 혈관을 수축시켜 혈압을 올리기 때문이다. 흡연은 심장 관상동맥을 수축시켜 허혈성심장질환을 유발하고, 니코틴은 심장박동과 혈압을 올려 동맥경화증을 야기한다. 목욕을 할 때는 너무 깊지 않은 욕조에서 미지근한 물로 목욕하는 것이 좋다.

---

98 뇌졸중은 크게 뇌혈관이 터져서 나타나는 뇌출혈과 막혀서 일어나는 뇌경색으로 나뉜다. 그로 인해 혈액공급이 안 되면 급속도로 뇌세포가 괴사되기 때문에 초응급을 요하는 질환이다.

99 한림대학교 성심병원 뇌졸중센터 모바일에서 인용.

Chapter 13

달팽이, 소고기를 조심하라

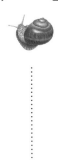

1. 주혈흡충증

주혈흡충증이란?

"사람의 피를 빨아먹는다?" 이름이 피를 빨아먹는 기생충인 질병이 있
다. 주혈흡충증Schistosomiasis, 主血吸蟲症이다. 이름만 들어도 드라큘라가 연상
될 정도로 공포스럽다. 세계적으로 말라리아 다음으로 감염률이 높은
기생충 질병이다. 세계보건기구가 선정한 6대 열대병 중 하나이기도 하
다. 매년 전 세계적으로 20여 만 명의 사망자가 발생한다. 한국에서 토
착적으로 발생한 적은 없다. 다만 열대지역 여행자들이 감염된 사례는
있는 것으로 알려져 있다. 우리나라가 장차 아열대 기후로 변해가면 발
생할 수 있는 질병으로 생각된다.

　주혈흡충증은 무엇인가? 또 어떻게 감염되는 것일까? 주혈흡충증은
주로 물속에 있는 주혈흡충의 유미유충cercaria[100]이 피부를 뚫고 침입한

---

100 흡충강 이생목(二生目)에 속하는 편형동물의 발육 과정에서 생기는 유생(幼生)의 제3대.

후에 감염이 일어난다. 성숙한 유미유충은 물속에서 48시간 정도 유영하다가 종숙주인 사람의 피부에 닿을 때 피부를 뚫고 인체에 침입한다. 유미유충이 들어 있는 음료수를 마셔도 감염된다. 감염 후 30~40일 정도가 지나면 성충으로 자란다. 주혈흡충의 충란은 사람의 파괴된 정맥혈관 벽을 통해 혈관 밖으로 나온다. 이후 장점막 또는 방광 벽을 경유하여 대변 또는 소변으로 배출된다. 사람은 10년 이상 분변으로 충란을 배설한다. 감염되면 며칠 이내에 피부가 가렵거나 발진이 생긴다. 감염된지 1~2개월이 지나면서 열, 오한, 기침, 근육통 등이 생긴다. 기생하는 주혈흡충 종류에 따라서 증세가 다르게 나타난다. 복통, 설사, 혈뇨 등을 동반하며 어린이의 경우 성장저하, 학습장애를 일으킬 수 있다.

주혈흡충증의 숙주 및 분포

주혈흡충증은 지역에 따라 발생하는 종류가 다르고 중간숙주도 다르다. 주로 어느 지역에서 주혈흡충증이 발생하고 어떤 동물이 중간숙주로 이용될까? 주혈흡충은 다른 흡충류와 달리 패류 중간숙주 한 가지만을 필요로 한다. 여기서 패류는 모두 담수산이라는 공통점이 있다. 일본주혈흡충은 다슬기과의 패류가 숙주가 된다. 다슬기도 나라마다 종이 다르다. 노소포라다슬기는 일본, 포르모사나다슬기는 대만, 후펜시스다슬기는 중국, 콰드라시다슬기는 필리핀에서 각각 중간숙주로 작용한다. 다슬기는 주로 논이나 연못에 많이 살기 때문에 벼농사를 짓는 농민이 주혈흡충증에 가장 많이 걸린다. 다슬기가 아닌 고둥이 숙주가 되는 경우는 만손주혈흡충이다. 아프리카에서는 페레리고둥, 코아놈팔라고둥, 알렉산드리아고둥, 수다니카고둥 등이 숙주가 된다. 남미에서는 글라브라타고둥 및 스트라미네아고둥 등이 중요하다. 메콩주혈흡충은 트리쿨라(리토글리폽시스) 아페르타가 주로 관여한다. 이처럼 주혈흡충은 전 세계에 걸쳐 매우 광범위하게 분포되어 있다. 그러나 충체 종류별 분포 양상은 전혀 다르다.

첫째, 가장 대표적인 것이 일본주혈흡충이다. 중국, 일본, 필리핀 등 동남아시아 지역에 널리 분포한다. 중국의 양쯔 강 유역은 세계적으로 주혈흡충증 발생이 높은 지역이다. 1억 명에 가까운 감염자가 있는 것으로 추산되고 있다.

둘째로, 만손주혈흡충이 있다. 아프리카의 나일 강 삼각주 지역에 농후한 유행지를 형성하고 있으며 아프리카 전역에서 발견된다. 아프리카에서 수력발전을 위한 댐 공사나 농업용 관개공사 등으로 인해 과거보다 감염이 증가하고 있다.

셋째, 방광주혈흡충은 예멘, 사우디아라비아 등 중동 지역과 남미의 브라질, 아르헨티나, 수리남, 베네수엘라, 푸에르토리코, 도미니카 공화국 등에 많이 나타난다. 적어도 6,000만 명이 감염된 것으로 추정될 만큼 강력하다. 그래서 질병관리본부가 2016년 리우올림픽에 참가하는 사람들에게 조심하도록 권고한 것이다.

세계보건기구에 따르면, 주혈흡충증에 가장 많은 피해를 입는 나라가 아이보리코스트Ivory coast(코트디부와르 공화국)라고 한다. 이 나라 인구의 약 20%가 주혈흡충증 치료가 필요하다는 것이다. 주혈흡충증은 전 세계적으로 약 2억 6,000만 명이 앓고 있는 질병이다. 메콩주혈흡충은 1978년 라오스의 메콩 강 안에 있는 삼각주에서 처음 발견되었고, 캄보디아와 태국에서 나타나는 주혈흡충증을 일으킨다. 말레이주혈흡충은 1973년 말레이 반도 원주민에게서 발견되어 1988년 신종으로 명명된 종으로, 현재까지는 말레이시아에 국한되어 분포한다. 장간막주혈흡충은 중앙 및 서부 아프리카의 제한된 지역에서 발견되며, 카이르, 가봉, 카메룬, 중앙아프리카공화국 등에서 발생하고 있다.

주혈흡충증 감염의 대표적인 예는 1993년 미국의 밀워키Milwaukee에서 발생한 대규모 집단발병 사건이다. 이 사건으로 약 40만 명이 감염되면서 사회적인 문제가 되었다. 일본은 1994년과 1996년에 최대 1만여 명이 감염되었다. 우리나라에서는 1993년에는 설사환자의 대변에서 난포낭이 검출된 이래 몇 차례 주혈흡충의 원충이 발견되었다.

주혈흡충증과 기후변화

연구 결과[101]에 따르면, 주혈흡충증 발병은 기후변화에 많은 영향을 받는다고 한다. 기후변화로 주혈흡충증이 증가하고 또 질병 전파가 고지대로 확장이 가능해진다는 것이다. 1950년대 이후 달팽이류가 서식할 수 있고, 인간 숙주 보균자와 접촉이 많은 열대 지방에서 관개시설 확충의 결과로 전 세계적으로 유병률이 크게 증가해왔다. Bulinus, Biomphalaria와 Oncomelania, 이 세 종류의 달팽이 숙주가 모두 온도 변화에 내성이 있다고 한다. 낮은 온도에서 달팽이들은 휴지기를 가지며, 생식은 하지 않는다. 그러나 기온이 높아지면 번식이 증가한다. 또 기온 상승을 불러오는 기후변화는 주혈흡충증을 높은 고지대로 확장케 만든다. 세계보건기구의 보고(2009)에 의하면, 중국에서는 기온 2℃가

---

101 "기후변화에 의한 전염병 발생 영향 통합관리체계 구축", 순천향대학교, 2006.

증가하면 물달팽이가 50~100% 증가한다고 한다. 이로 인해 수많은 사람의 건강을 위협하는 주혈흡충증 발생이 늘어날 가능성이 높다는 것이다. 우리나라 미래 기후는 기온 상승과 강수량 증가로 대표된다. 이 이야기는 미래의 기후변화로 인해 한국형 주혈흡충증이 발생할 가능성이 있다는 이야기다.

주혈흡충증 예방 및 치료

주혈흡충증을 예방하기 위해서는 이 질병 유행 지역에서 맨발로 물에 들어가지 말아야 한다. 물은 1분 이상 끓여서 마셔야 하며, 목욕물은 65℃ 이상에서 5분 정도 데워서 사용하면 예방이 가능하다고 한다.

현재까지 주혈흡충증 치료에 가장 좋은 약이 머크Merck 사에서 개발한 프라지콴텔Praziquantel이다. 주혈흡충증이 심각한 나라들은 주로 아프리카나 남미에 많다. 그런데 이 나라들은 매우 가난하여 치료를 제대로 받지 못한다. 머크 사는 현재까지 세계보건기구에 프라지콴텔 5억 정을 기부했다. 머크 사의 주혈흡충증 치료 활동은 2007년에 시작되어 아프리카 35개국에서 진행되고 있다. 주로 학생들을 포함한 약 1억 명 이상의 환자들이 지금까지 치료를 받았다. 머크 사는 2017년에도 세계보건기구를 통해 서부 아프리카에 주혈흡충증 치료제 650만 정을 기부할 계획이라고 밝혔다. 인간애를 바탕으로 한 박애정신은 참 아름답다.

2. 장출혈성대장균감염증

장출혈성대장균감염증이란?

이명박 대통령이 취임한 지 얼마 안 되어 대대적인 촛불시위가 벌어졌다. 광화문에서 벌어진 촛불시위의 원인은 미국산 쇠고기 수입이었다. 정권의 위기론까지 나올 정도로 미국과의 쇠고기협상은 지탄의 대상이었다. 정부가 국민의 건강은 아랑곳 않고 미국의 비위를 맞추었다는 것이다. 사실 여부는 여기서 중요치 않다. 당시 촛불시위 현장에서 생뚱맞은 피켓을 보았다. "장출혈대장균을 일으키는 미국산 오염 쇠고기 반대!" '미국산 쇠고기에 장출혈대장균이 있어?' 의외라는 생각이 들었던 기억이 있다. 그런데 그 사람의 피켓 내용은 일리가 있는 내용이었다. 장출혈대장균을 일으키는 것 중 하나가 오염된 쇠고기니 말이다.

장출혈성대장균감염증EHEC, Enterohemorrhagic Escherichia coli infection은 감염에 의한 출혈성 장염을 일으키는 질환으로 특히 6~9월 사이에 많이 발생한다. 미국에서는 매년 1만~2만 명 정도의 환자가 발생하고 있다. 여름철에 많이 발생하는 것은 습도가 높아 균의 증식이 빨라지기 때문이다. 병원성 대장균은 병원인자 및 독성 기전에 따라 5가지로 분류한다. 혈청형에 따라 다양한 성질을 지니고 있어 혈청형에 따라 분류할 수도 있다. 혈청형은 O항원과 H항원에 의해 분류된다. O항원은 균체의 표면에 있는 세포벽의 성분인 당분자lipopolysaccharide의 종류와 배열 방법에 따른 분류다. 지금까지 173종류가 발견되었다. H항원은 편모 부분에 존재하는 아미노산의 조성과 배열 방법에 따른 분류로서 60여 종이 발견되었다. 우리에게 가장 잘 알려진 O157:H7은 장출혈성대장균감염증 중 대표적인 병원체로 1982년에 발견되었고, 그 밖에 O17:H18, O26:H11, O11:H8형 등이 있다. 장출혈성대장균감염증은 2000년 제1군 법정 전염병으로 지정된 이후 2000년 1명, 2001년 11명, 2002년 8명이 신고되었다. 용혈성요독증후군HUS, Hemolytic Uremic Syndrome, 溶血性尿毒症候群102 감시체계 구축으로 모니터링을 강화한 2003년 이후로는 2003년에 52명, 2004년 118명으로 환자 발생 신고가 증가했다. 2005년 이후로는 연간 100명 수준으로 신고되었다. 2015년에는 오염된 지하수 섭취를 통한 감염으로 추정되는 전북 지역 수련원 시설에서 집단 유행(18명)이 확인되었으며, 그해 총 71명이 신고되었다. 계절별 성별 특징은 없었으나, 연령별로는 20세 미만이 56명(78.9%)으로 가장 많았다.

장출혈성대장균감염증의 전파 및 증세

장출혈성대장균감염증은 축산물, 사람 간 전파 및 물 등의 환경에서 전염된다. 충분히 조리되지 않은 간 쇠고기(햄버거 등)를 섭취했을 때 주로 감염된다. 오염된 쇠고기를 충분한 온도로 가열하지 않고 조리하는 경우 균이 죽지 않고 살아남아 사람을 감염시킨다. 아주 적은 수의 균으로도 감염될 수 있기 때문에 고기 이외에도 물이나 멸균 과정을 거치지 않은 생우유, 오염된 야채류 등에 의해서도 발생할 수 있다. 또한, 대변으로 나온 균이 위생상태가 불량한 경우에 사람과 사람 사이에서 전파될 수도 있다. 오염된 호수나 풀장에서 수영을 하거나 염소 소독이 충분하지 않은 물을 마셔 수인성 전파가 일어날 수도 있다. 사람 간 전파도 쉽게 일어날 수 있고, 밀집된 환경에서 2차 감염이 잘 일어나기 때문에 병영이나 소아 집단 시설에서 집단발병 가능성이 높다.

장출혈성대장균감염증은 발열을 동반하지 않는 급성 혈성 설사와 경

---

102 용혈성요독증후군은 대장균에 감염된 뒤 신장 기능이 저하되며 생기는 증상으로, 불순물이 제대로 걸러지지 못해 발생한다. 설사를 시작한 지 2~14일 후에 발병하는데, 소변이 줄고 용혈성빈혈, 혈소판 감소 등이 생긴다.

련성 복통이 특징이다. 설사는 경증으로 혈액을 포함하지 않는 것에서부터 대부분 혈액만 나오는 상태까지 다양하다. 열이 없고 변에 백혈구가 없는 것이 특징이며, 대개 1주일이면 치유된다. 그러나 심한 경우 용혈성요독증후군이나 혈전성혈소판감소증 등의 합병증이 생길 수 있으며, 유아에게서는 약 10%까지 합병되고 합병자 중에 2~7%가 사망한다. 고령자의 경우 콩팥이 망가지는 용혈성요독증후군의 사망률은 50%에 달한다. 합병증이 생기면 노약자나 어린아이에게는 치사율과 후유증이 높은 전염병이라고 할 수 있다.

기후변화와 예방

"기후변화로 장출혈성대장균 위험 증가." 기온이 올라가면 장출혈성대장균과 비브리오 패혈증 발생이 증가한다는 연구 결과가 발표되었다. 질병관리본부와 기후변화건강포럼이 개최한 '3차 기후변화 건강 영향 종합학술 포럼'에서 나온 주장이다. 전 세계의 온난화로 우리나라가 향후 아열대 기후로 변할 것이고, 그래서 증가가 예상되는 질병에 대한 대비가 필요하다는 내용이었다. 그중 더 많이 발생할 것으로 예상되는 전염병이 장출혈성대장균감염증이다.

우리나라는 아열대 기후구로 빠르게 변화하고 있다. 기상청의 발표에 따르면, 세기말에는 우리나라 거의 전국이 아열대 기후로 변한다고 한다. 최대 기온은 5.7℃ 상승하고 열대야 및 폭염은 지금보다 4배 이상 많이 발생한다고 한다. 특히 겨울철의 기온 상승이 두드러질 것으로 예측하고 있다. 봄과 여름 시작일이 빨라지고, 가을과 겨울 시작일은 늦어진다. 제주도와 울릉도, 동해안, 남해안 지역의 경우 겨울이 사라질 가능성이 높다고 한다. 이런 미래의 기후변화는 전염병 발생에도 영향을 미칠 것이다. 임지선 을지의대 교수는 2001~2010년 국내 자료를 분석한 결과 기온, 강수량, 습도와 장출혈성대장균은 양의 상관성을 가진다고 발표했다. 기온이 올라갈수록, 강수량이 증가할수록, 습도가 증가할수록 감염증은 활성을 띤다는 것이다. 임교수는 '제3차 기후변화 건강 영향 종합학술 포럼'에서 기후변화로 인해 발생 위험이 증가할 수 있는 질병으로 장출혈성대장균감염증을 지목했다. 그는 특히 서울, 광주, 경기 지역의 0~5세 소아가 기후변화로 인한 감염에 취약해, 해당 지역 소아에 대한 감시체계를 강화할 필요가 있다고 밝혔다. 서울대 보건대학원 김윤희의 연구[103]에 의하면, 장출혈성대장균은 주로 여름철에 발생했다. 즉, 기온과 밀접한 관계가 있다는 것이다. 장출혈성대장균감염은 0~5세 소아와 65세 이상 노인에게서 많이 발생하며 서울과 광주 지역에서 많이 발생했다는 내용은 임지선 교수와 같았다. 실제로 우리나라의 장출혈성대장균 감염자는 계속 증가하고 있어, 2015년에 71명에서 2016년에는 104명으로 증가했다. 우리에게 O157:H7로 잘 알려져 있는 장출혈성대장균감염증은 기후변화로 인해 여러 변종으로 바뀔 가능성이 높은 전염병이다.

그렇다면 이 병을 예방하는 방법은 무엇일까? 주된 감염원인 소를 비롯한 가축 섭취 시 주의하는 것이 무엇보다 중요하다. 갈아서 만드는 쇠고기 가공식품은 약 70℃ 이상의 온도로 완전히 가열해 섭취해야 한다. 우유나 주스도 멸균 과정을 거친 제품을 선택해야 한다. 과일이나 야채

---

103 "기후변화로 장출혈성대장균 위험 증가", 아주경제, 2011. 11. 10.

도 먹기 전 깨끗이 씻어서 대장균을 제거한다. 위생상태가 안 좋은 환경에서는 사람 간의 전염도 가능하므로 환자가 발생하면 격리하는 것이 좋다.

기후변화가 기생충을 다시 부른다

필자의 어린 시절은 기생충과의 동거 시대였다. 주변에 회충이나 요충, 십이지장충으로 고생하는 사람들이 많았다. 위생상태가 나쁘다 보니 이나 벼룩 같은 해충도 많았다. 옷에서 이를 잡는 장면이나 머리에서 서캐(이의 산란된 알)를 참빗으로 빗어내리는 일은 일상이었다. 그런데 이런 기생충들은 모두 사람이나 개, 소, 돼지 같은 숙주에 붙어산다. 지금은 인류에게 해롭다고 사라진 DDT[dichloro-diphenyl-trichloroethane](유기염소 계열의 살충제)의 하얀 가루나 자주 복용했던 구충약은 기억에 새롭다.

지구온난화로 인한 기후변화와 기생충은 어떤 관계가 있을까? 지구온난화로 인한 기후변화로 전 지구적인 기온 상승과 강수량 증가 지역이 늘어나고 있다. 기온이 올라가고 습도가 높아지면 기생충은 늘어날까, 아니면 줄어들까? 그리고 기생충에 감염될 위험성은 어떨까? 네덜란드 연구팀은 생태계 대사이론[Metabolic theory of ecology]을 이용해 기후변화가 숙주와 기생충 생태계에 어떤 영향을 미치는가, 그리고 감염에 어떤 변화를 초래하는가를 연구했다(Goedknegt et al., 2015). 이들은 전 지구에서 기온 상승이 가장 높은 북극에 거주하는 순록을 대상으로 순록에 기생하는 회충과 선충의 감염력이 기온 상승에 따라 어떻게 달라지는지를 연구했다. 그랬더니 기온 상승에 따라 재미있는 결과가 나왔다. 통상 순록은 봄부터 가을까지 회충이나 선충에 감염된다고 한다. 그런데 북극의 기온이 상승할 경우 감염 기간이 둘로 갈라졌다. 봄과 가을의 감염 가능 기간은 길어졌다. 반면에 여름철에는 감염이 되지 않았다. 기온이 크게 올라가면 오히려 회충과 선충이 생존할 수 없기 때문에 감염도 일어나지 않은 것이다. 기후변화로 기생충의 감염 시기나 감염병의 발생 시기가 달라짐을 알 수 있다.

이탈리아와 미국, 영국 공동연구팀도 기후변화에 따라 기생충 감염에 어떤 변화가 있는지를 연구했다. 이들은 스코틀랜드 초원에 사는 토끼의 기생충 감염을 대상으로 했다(Mignatti et al., 2016). 1977년부터 2002년까지 26년 동안 토끼의 위나 소장에 기생하는 두 종류의 토양 매개성 기생충 감염력의 변화를 조사했다. 연구 기간인 26년 동안 스코틀랜드 지역은 평균기온이 1℃ 상승했고 상대습도는 3% 높아졌다. 연구 결과, 한 기생충은 기온 상승과 함께 기생충의 감염력이 지속적으로 커졌다. 이 지역 초원에 오래 산 토끼일수록 기생충에 많이 감염된 것이다. 연구팀은 다른 기생충의 경우 토끼의 면역력과 관련이 있는 것으로 분석했다. 다만 다른 기생충의 경우도 면역력이 떨어지는 어린 토끼에게서는 감염이 늘어난 것으로 나타났다. 현재처럼 기후변화가 지속적으로 진행된다면 분명히 기생충의 감염 시기, 감염 발생 정도가 달라질 것이라는 게 두 연구의 결과라고 볼 수 있다.

Chapter 14
모기와 벼룩은 공포다

'문망주우양蚊蝄走牛羊'이라는 한자 숙어가 있다. "모기와 같은 작은 벌레가 소나 양을 물어서 달리게 한다"는 뜻으로, 작아도 능히 큰 것을 누를 수 있을 때 사용하는 말이다. 숙어에서처럼 모기는 능히 이러한 힘을 가지고 있다. 정복자 알렉산드로스 대왕Alexandros the Great은 말라리아 모기 때문에 죽었다. 막강한 나폴레옹의 군대를 이탈리아에서 패하게 한 것도 말라리아 모기였다. 프랑스의 레셉스는 파나마 운하를 건설하려다 모기가 옮기는 황열에 3만 명의 근로자가 죽자 공사를 포기했다.

1. 말라리아와 일본뇌염

말라리아란?

아직 우리나라에서는 말라리아Malaria에 대한 경각심이 적다. 그러나 세계적으로 보면 말라리아는 엄청 강력한 전염병이다. 매년 지구상에는 20명 중 1명꼴로 말라리아에 걸린다. 전 세계로 보면 3억 명이 넘는다. 문제는 말라리아에서 회복된 사람들도 후유증에 시달린다는 것이다. 빈혈과 주기적인 발열, 만성장애가 따르기 때문이다. 세계보건기구는 매년 말라리아로 사망하는 사람을 100만 명 이상으로 추정하고 있다. 심각한 것은 이 중 대부분이 어린이라는 것이다. 전 세계 말라리아의 75%가 발생하는 아프리카에서는 아이들이 30초마다 1명씩 죽어간다. 최근 방송에서 아프리카 어린이들의 기근을 돕자는 캠페인이 자주 나온다. 볼 때마다 마음이 아픈데 아프리카의 비극은 기근뿐만 아니라 전염병의 창궐과도 깊은 연관이 있다.

　말라리아가 강력한 위력을 보이는 것은 말라리아 기생충이 다른 바이러스보다 효과적으로 면역체계를 피하기 때문이다. 이런 특성으로 효과적인 백신이 개발되지 못하고 있고 피해도 계속되고 있는 것이다. 말라리아는 주로 열대 지방에서 발병되는 질병으로 알려져 있다. 그러나 조선 시대 이전부터 한반도에서도 발생했던 병이었다고 한다. 말라리아는 이탈리아어로 나쁜(또는 미친)의 뜻을 가진 'Mal'과 공기를 뜻하는 'aria'가 결합한 용어다. 19세기 말엽까지도 말라리아가 나쁜 공기를 통해 전파된다고 믿어서 이런 이름이 붙었다. 말라리아 종류에는 모두 4가지가 있다. 국내에서도 유행하기 시작한 삼일열형Plasmodium vivax은 가장 넓은 지역에서 유행하고 있는 말라리아 종류로, 온대·아열대·열대 지방에 걸쳐 분포한다. 인체에 가장 치명적인 열대형P.falciparum은 열대 지방과 아열대 지방에 걸쳐 분포한다. 그 외에 사일열형P.malariae과 난원형P.ovale은 빈도가 낮으며, 국내에서는 거의 발견되지 않는다.

말라리아와 기후변화

지구온난화로 인한 기후변화로 가장 많이 번식할 가능성이 높은 곤충은 모기다. 모기는 기온 상승과 강수량 증가로 인한 최대 수혜자이기 때문이다. 기온이 적정 수준 이상 높을 때 빨리 생장해 더 많은 전염병을 옮길 수 있다. 모기로 인한 전염병 중 대표적인 것이 말라리아, 뎅기열, 황열, 그리고 리슈마니아 질병이다. 제1부에서 언급한 황열은 생략하도록 하고, 미래의 기후변화가 이 질병들에게 어떤 영향을 줄 것인가에 대해 살펴보겠다.

　최근 기온이 오르면서 모기가 눈에 많이 띈다. 과거에는 열대 지방 여행자의 감염 사례만 보고되던 말라리아가 우리나라에서 발생 사례가 점점 늘고 있다. 1990년대부터 늘기 시작하더니 최근에는 매년 2,000여 명 이상이 감염되고 있다. 예전에는 주로 휴전선 근처 군인과 민간인에게 발병했다. 최근에는 서울 근교에서도 감염 사례가 보고되고 있다. 고려대기환경연구소 정용승 소장은 "지구온난화 영향으로 우리나라의 기후가 아열대 기후로 바뀌고 있다. 이런 이유로 열대 지방에 살던 말라리아 모기가 우리나라에 토착화되었다"고 말한다. 모기 체내의 말라리아 원충이 자라는 데 필요한 기온만큼 한반도 평균기온이 상승했다는 것이다. 말라리아 모기의 원충은 25℃ 이상의 기온이 2주간 이상 계속되어야 한다. 그렇지 않으면 모기의 체내에서 발육되어 증식하지 못하는 특성이 있다. 그런데 최근 지구온난화의 영향으로 기온이 매년 상승하고 있다. 우리나라의 최근 기온을 보면 6월 하순부터 8월 하순까지 이런 기온이 유지되고 있다. 또 모기는 기온이 27℃이고 습도가 70~80%인 상황에서 가장 왕성하게 활동한다. 전방 지역의 경우 밤까지 모기가 가장 왕성하게 활동하기 좋은 기온이다. 국내에서 말라리아에 가장 많이 감염된 사람이 경기도와 강원도 북부 지역에서 근무하던 장병들이라는 것은 바로 이 때문이다. 즉, 활동하는 말라리아 모기와 야간에 경계근무를 서는 장병들의 근무시간대가 겹쳤기 때문이다.

말라리아를 옮기는 모기는 기후 조건에 민감하다. 암컷 모기는 물이 많은 곳이면 어디든 알을 낳는다. 비가 자주 오거나 습지가 많은 곳에 모기가 많이 생기는 것은 바로 이 때문이다. 그러나 모기는 날씨가 너무 추우면 유충이 자랄 수 없다. 예를 들어보자. 말라리아를 가장 잘 옮기는 아노펠레스 감비애Anopheles gambiae는 16℃ 이하에서는 번식하지 못한다. 다른 아노펠레스 속 모기도 18℃ 밑으로 내려가면 활동을 멈춘다. 하지만 35℃에서 40℃ 정도까지는 날이 따뜻할수록 성장 속도가 빨라진다.[104] 가장 위험한 말라리아 기생충인 열대말라리아열원충p. falciparum의 경우, 모기의 몸 안에서 완전히 성숙하려면 18℃에서는 56일, 22℃에서는 19일을 보내야 한다. 그러나 30℃에서는 8일이면 충분하다. 그런데 케냐에서 열대말라리아열원충을 옮기는 암컷 아노펠레스 감비애는 2~3주밖에 살지 못한다. 따라서 기온이 18℃인 경우에는 기생충이 미성숙한 상태로 모기가 죽을 가능성이 높다. 그러나 평균기온이 2~3℃만 높아져도 모기가 죽기 전에 기생충이 성숙할 가능성이 훨씬 높아진다. 기온이 높아지면 말라리아가 전파되어 전염병을 일으킬 가능성이 증가한다는 뜻이다.

말라리아 발병 특성

말라리아가 발병하는 원인을 살펴보도록 하자. 감염된 모기(아노펠레스

---

[104] 폴 엡스타인·댄 퍼버, 황성원 역, 『기후가 사람을 공격한다』, 푸른숲, 2012.

모기류)가 사람을 물면 모기의 침샘에 있던 말라리아 원충이 혈액 내로 들어간다. 몸에 들어간 원충은 사람의 간으로 들어가서 성장한다. 잠복기가 끝나면 사람의 적혈구로 침입하여 발열하게 된다. 사람이 말라리아 모기에 물려 말라리아에 감염된 후 인체에서 임상 증상이 나타날 때까지의 잠복기는 2주에서 수개월이며, 삼일열 말라리아의 경우는 길게는 1년까지 갈 수 있다. 감염자는 피부가 창백해지고 몸을 떠는 오한기가 먼저 나타난다. 예전에 학질에 걸리면 한여름에도 솜이불을 덮어쓰는 것은 이 때문이다. 오한이 끝나면 열이 나기 시작하는 발열기가 3~6시간 이상 지속된 후 땀을 흘리는 발한기로 이어진다. 발열 이외에도 환자는 빈혈, 두통, 구토 등의 증세를 보이기도 한다.

말라리아 발생은 말라리아 병원균의 개체수와 모기에 물리는 횟수가 중요하다. 감염된 모기의 수, 모기에 사람이 물리는 횟수와도 관계가 있다. 앞에서 말했지만 기온이 높아지면 모기가 성충이 되는 기간이 단축된다. 기온이 높아질수록 모기의 개체수가 증가하고, 말라리아 환자가 증가한다는 연구 결과도[105] 있다. 온도 외에 강수량도 말라리아 발생과 관련이 있다. 가뭄이 들면 이듬해 말라리아로 인한 사망이 증가한다. 이것은 아마도 가뭄으로 인한 기근이 사람들의 면역력을 떨어뜨리기 때문이 아닌가 전문가들은 보고 있다.

그런데 놀랍게도 사람들이 말라리아로 죽는데 우리나라에서는 말라리아에 대해 별반 관심이 없다. 왜 그럴까? 답은 우리나라 말라리아는 열대열 말라리아가 아니고 삼일열 말라리아이기 때문이다. 증상도 가볍

---

105 "사회보건 분야 기후변화 취약성 평가 및 적응역량 강화: 기후변화 녹색성장종합연구", 신호성·추장민·임종한, 2010.

고 약도 잘 듣는다. 걸렸다고 해도 피해는 적다. 그러면 치명적인 열대열 말라리아가 우리나라에는 왜 없는 것일까? 말라리아가 계속 살아남으려면 모기 속에 잠복한 채 겨울을 나야 한다. 그런데 우리나라는 겨울에 기온이 영하로 떨어지기 때문에 열대열 말라리아가 살아남기 어렵다. 다만 우리나라에 열대열 말라리아가 없다는 것을 다행이라고 생각해서는 안 된다. 우리나라 기후가 아열대 기후로 급속히 바뀌어가고 있기 때문이다. 아열대 기후가 되면 겨울에도 영하로 떨어지지 않는다. 즉, 미래에는 열대열 말라리아가 토착할 가능성이 높다는 이야기다.

일본뇌염 발병 특성

일본뇌염Japanese encephalitis은 플라비바이러스Flavivirus 속 일본뇌염 바이러스에 의한 인수공통전염병으로, 작은빨간집모기Culex tritaniorhynchus에 의해 매개된다. 동북아시아에서의 일본뇌염 발생은 5월 혹은 6월에 시작하여 9월 혹은 10월에 끝난다. 그러나 풍토병으로 토착화된 열대 아시아 지역에서는 연중 바이러스가 순환한다.[106] 일본뇌염의 잠복기는 5~15일로 감염 시 가장 흔한 임상 소견은 급성 뇌염이며, 무균성수막염, 비특이적 열성질환도 있을 수 있다. 치사율은 25%까지 올라갈 수 있다. 감염자의 50%는 영구적인 뇌손상으로 정신장애, 운동실조, 긴장성 분열증catationia을 보이기도 하는 무서운 질병이다. 우리나라에서는 뇌염모기로 인해 2010년에 7명이 사망했고, 2011년에는 5명이 사망하기도 했다. 다만 2015년에서 2016년은 마른 장마로 비가 별로 내리지 않았다. 이로 인

---

106 국가과학기술정보센터(NDSL)(http://img.kisti.re.kr)

해 모기 개체수가 줄어들면서 2015년에는 일본뇌염 환자가 40명 발생했고 이 중 2명이 사망했다. 2016년에는 발병자가 28명으로 줄었다. 말라리아 환자도 약간 감소했다. 2015년에는 699명의 감염자가 있었지만 2016년에는 669명으로 30명 줄었다.

최근 일본뇌염을 전파하는 작은빨간집모기의 출현이 빨라지고 있다. 일본뇌염은 동남 및 남아시아의 여러 나라에서 폭넓게 발생하고 있다. 최근에는 서인도, 뉴기니아와 오스트레일리아 북부를 포함한 서태평양 지역으로 확산되고 있다. 기후변화의 영향으로 판단된다. 오스트레일리아에서 기후변화가 뇌염 발생에 역학적으로 영향을 미쳤다는 보고도 있다. 앞에서도 언급했듯이, 기온의 증가가 매개모기의 생육 속도를 단축시켜 개체수의 증가를 가져오기 때문이다.

일본뇌염은 세계동물보건기구OIE, Office International des Épizooties가 국경을 넘나드는 동물 질병transboundary animal disease으로 규정하고 있는 질병이다. 우리나라에서 일본뇌염은 1960년 이전에 대유행했다가 지속적인 백신접종으로 인해 산발적으로 발생해왔다. 그러나 최근 기후변화와 온난화의 영향으로 일본뇌염을 전파하는 작은빨간집모기의 출현이 빨라지고 있다. 역학적으로 보고된 바에 의하면[107] 뇌염은 기후변화와 더불어 숲의 파괴 등 생태계의 변화, 인구밀도와 모기나 새와 같은 숙주의 변화, 바이러스의 유전적 변이에 의해 영향을 받는다. 우리가 지구온난화를 막는 일도 매우 중요하지만 생태계 파괴를 막는 일도 이에 못지않게 중요하다고 생각한다.

---

107 "한반도 기후변화 영향평가 및 적응 프로그램 마련", 환경부·아주대학교 예방의학교실, 2003.

말라리아와 기후변화

리프트밸리열Rift valley fever[108]은 엘니뇨 때 발생하는 질병이다. 엘니뇨는 인도 펀자브Punjab 지역과 베네수엘라에는 말라리아를, 태국에는 전염성 뎅기열을, 방글라데시에는 콜레라를, 페루에는 설사병을, 미국 남서부에는 한탄 바이러스 폐증후군 등을 확산시킨다. 이 모든 질병을 확산시키는 것이 바로 긴 가뭄, 비정상적인 폭우 혹은 온난화와 같은 극단적인 기상 현상이다.

미래에 기온이 올라가면서 말라리아가 더욱 확산될 것이라는 증거는 많다. 기온의 변화에 따른 말라리아 발생 경향을 분석한 자료[109]에 따르면, 우리나라 1998~2005년 데이터를 통한 분석 결과, 말라리아가 발생하기 1개월 전(및 2, 3, 13개월 전)의 기온 상승에 따라 추가 발생률이 높은 경향을 보였다고 한다. 다른 기상 요소들의 값이 모두 동일하다고 할 때, 여름철 월 평균기온이 0.5℃ 증가하면 발생률은 2% 증가하는 것으로 나타났다. 정말 대단한 수치라고 할 수 있다. 아프리카 지역의 자료를 근거로, 기후변화 정도가 클수록 말라리아가 증가할 확률이 높아진다는 사실을 밝혀낸 연구도 있다.[110] 앞으로 말라리아의 발병을 예측하기 위해서는 온난화뿐만이 아니라 기후변화의 폭도 고려해야 한다는 것이다.

---

108 리프트밸리열바이러스는 부니아야바이러스 과(Bunyaviridae) 플레보바이러스 속(Phlebovirus)의 일종. 아프리카 중남부에 분포하며 양, 염소, 소 등에 병원성이 있다. 양의 유산을 초래하고 어린 양에 발열, 구토, 콧물, 하혈성 설사 등을 일으키며 사망률이 높다. 가축의 유행 중에 사람이 2차적으로 감염된다. 증상은 뎅기열과 유사하여 발열, 쇠약, 관절통, 위장장애가 나타난다. Aedes, Culex 등의 모기가 매개한다. 사람의 경우 항체는 수년간 지속된다. 〈출처: 생명과학대사전, 2008. 2. 5, 아카데미서적〉

109 "기후변화에 의한 전염병 발생 영향 통합관리체계 구축", 순천향대학교, 2006.

110 "기후변화 정도가 말라리아 발병에 미치는 영향", Guiyun Yan, 《미국국립과학원회보》, 뉴욕 주립대학교 버펄로 캠퍼스, 2004.

이 연구는 과학자들에게 온난화에 국한되지 않는 기후의 급격한 파동 역시 온난화처럼 질병을 유발할 수 있음을 알려주었다는 데 큰 의미가 있다고 생각한다.

유엔 IPCC(정부간기후변화위원회) 4차 보고서는 지구온난화 때문에 말라리아가 확산될 "가능성이 아주 높다[highly likely]"고 기술하고 있다. IPCC 보고서에서 "아주 높다"라는 단어를 사용한다는 것은 질병의 확산 가능성이 95% 이상임을 의미한다. 그러니까 지구온난화가 미래에 말라리아 발생 가능성을 엄청 높일 거라는 것이다.[111]

"바다의 온도가 떨어지면 전염병이 창궐할 것이다." 어느 예언서의 한 구절 같은 이 같은 사실은 과학자들이 밝혀낸 연구 결과다. 최근 미국 연구진이 남대서양 표면 온도가 내려가면 반대쪽에 위치한 인도에서 말라리아 발생건수가 늘어날 수 있다는 연구 결과를 발표했다. 미시간 대학 질병생태학연구실과 미국 국립말라리아연구소 공동연구진은 남대서양의 해수표면 온도 변화가 인도 북서 지역의 말라리아 발병률과 밀접한 관계가 있다는 사실을 규명해냈다. 연구팀은 1985~2006년까지 인도 북서 지역의 말라리아 발병 기록과 남대서양의 기후 모델을 통계 분석했다. 그 결과 6~7월 대서양의 온도가 평균보다 0.4℃ 낮았던 1994년에는 말라리아 발병률이 평균보다 6배나 높았다. 반대로 0.4℃ 높았던 1987년의 발병률은 평균 수준을 밑돌았다는 것이다. 대서양의 온도가 인도의 기온에 영향을 미치며, 기온 상승에 따라 말라리아 피해는 더 커질 것이라는 의미다. 문제는 앞으로 더 큰 말라리아 피해가 닥칠 거라

---

111 "미국의 미시간大 연구팀의 해수표면 온도와 말라리아와의 상관관계 규명"에 나와 있다.

는 점이다. 이것은 지구의 기온이 계속 오르고 있기 때문이다. 그만큼 말라리아가 빠르게 전파될 수 있는 조건이 만들어진다는 것이다.

평지 기온의 상승만이 아니고 산악 지방의 기온이 상승하는 것도 말라리아의 확산에 영향을 미친다. 말라리아는 대개 고도가 높은 지역에서는 제한적으로 발생한다. 예를 든다면 열대 지방 중에서도 고도가 낮은 곳은 무더위로 인해 말라리아가 연중 내내 계속된다. 그러나 아프리카에서도 고원지대는 기온이 낮기 때문에 말라리아가 극성을 부리지 못한다. 예를 들어 에티오피아 고원이나 케냐 고원이 이에 해당한다. 그런데 최근 지구온난화로 인해 상황이 바뀌고 있다. 모기와 모기가 옮기는 질병들 역시 모두 위쪽으로 이동하고 있다는 것이다. 왜 이런 이야기를 하는가 하면 고원지대에 살던 아프리카인들은 말라리아 모기에 면역력이 없다는 사실 때문이다. 그렇기 때문에 말라리아에 걸리면 사망률이 매우 높아진다. 고원지대 사람들은 유전적으로 면역체계상으로도 말라리아에 취약하기 때문에 일단 말라리아가 고원지대를 덮치면 엄청난 비극이 발생할 가능성이 매우 크다.

최근 남아메리카에서도 말라리아가 급속도로 확산되고 있다. 모기에 의해 전염되는 말라리아는 페루의 아마존 지역에서 보트를 통해서만 갈 수 있는 오지까지 퍼지고 있다고 한다. 많은 주민들이 고열과 영구적인 빈혈에 시달리거나 사망하고 있다. 페루에서 2013년에 들어서만 6만 4,000명이 말라리아에 걸린 것으로 추산된다. 세계보건기구는 남미에서의 말라리아 확산 원인으로 지구온난화와 산림훼손을 들고 있다. 특히 산림훼손 지역에서 모기에 물리는 비율이 천연림 지역보다 300배 이상 높다고 한다. 자연생태계의 파괴는 전염병을 확산시키는 좋은 예라 할 수 있다.

최근 남미에서는 975미터 이하에서만 나타났던 뎅기열이 해발 1,676 미터에서 발병하고 있다고 한다. 뎅기열과 황열을 옮기는 이집트숲모기 Aedes aegypti가 해발고도 2,134미터가 넘는 콜롬비아의 높은 산악지대에서 발견되고 있다. 케냐 서부 고원지대, 탄자니아의 우삼바라Usambara 산, 에티오피아 고원, 인도네시아와 뉴기니의 산악 지역 등에서도 말라리아 모기가 발견되고 있다. 자료를 보니 고원지대에서 해마다 발생하는 말라리아는 1,240만 건이나 된다. 이 수치는 세계 총 발생건수의 2.5%밖에 되지 않는다. 그런데 고원지대 사람들이 말라리아에 취약하다 보니 이 지역 사망자 수는 연간 15만 명에 달한다. 이것은 세계 말라리아 총 사망자 수의 12~25%에 이른다. 발병에 비해 사망률이 평지 지역보다 거의 10배에 이르는 것이다. 현재 우리나라 기온 분포가 열대 지역의 고지대와 비슷하다. 이는 우리가 기온변화에 더 큰 관심을 가져야 하는 이유라고 생각한다.

일본뇌염과 말라리아 예방

일본뇌염을 방지하려면 어떻게 해야 하나? 우선 일정에 따라 예방접종을 하는 것이 가장 중요하다. 일본뇌염 바이러스가 있는 매개모기에 물린다고 모두 뇌염에 걸리는 것은 아니다. 95%는 무증상이거나 열을 동반하는 가벼운 증상을 앓고 지나간다. 하지만 드물게 치명적인 급성신경계 증상으로 진행될 수 있다. 따라서 모기에 물리지 않도록 주의하는 것이 상책이다. 질병관리본부에서 발표한 모기 회피 요령 3가지를 소개하겠다. 첫째, 야외에서 활동할 때는 긴 바지와 긴 소매 옷을 입어 피부 노출을 줄이는 것이 좋다. 또한, 옷이 피부에 달라붙으면 모기가 흡혈할 수 있으니 되도록 품이 넉넉한 옷을 입어야 한다. 둘째, 신발 상단이나 양말에 모기기피제를 사용해야 한다. 모기를 유인하는 진한 향수나 화장품은 되도록 쓰지 않는 것이 좋다. 셋째, 가정에서는 방충망을 쓰고, 캠핑이나 야외에서 잠을 잘 때도 텐트 안에 모기기피제가 처리된 모기장을 사용해야 한다.

말라리아에 대한 백신은 없다. 가능한 한 모기에 물리지 않도록 하는 것이 가장 중요하며, 말라리아 위험지역을 여행할 때에는 항말라리아제를 복용할 것을 권장한다. 외국에서는 말라리아 모기를 없애는 연구를 지속하고 있다. 미국 연구팀이 말라리아에 저항하는 유전자를 지닌 모기를 탄생시켰다. 미국 어바인 캘리포니아 대학 분자생물학 교수 앤서니 제임스Anthony James 박사는 모기의 면역체계 유전자를 조작해 말라리아 원충을 공격하는 항체를 만들어 말라리아를 매개하지 못하게 하는 데 성공했다. 제임스 박사는 여기에서 한 걸음 더 나아가 첨단 '유전자 드라이브gene drive'[112] 기술을 이용해 말라리아 저항 유전자가 자손에게 전달되는 확률을 99%까지 끌어올렸다.

재미있는 사실은 말라리아 모기 퇴치에 가장 좋은 것이 미꾸라지라고 한다. 지난해 12월 미국 필라델피아에서 열린 미 열대의학 및 위생학회 회의에서 미꾸라지를 이용한 말라리아 퇴치법에 관해 우리나라 학자의 발표가 있었다. 놀랍게도 미꾸라지 한 마리는 말라리아 매개모기인 중국 얼룩날개모기 유충을 하루에 600마리 이상 잡아먹는 것으로 밝혀졌

---

112 '유전자 드라이브'란 살아 있는 생물체의 게놈(genome)을 편집해 특정 유전자가 후손에게 유전될 확률을 증가시켜 특정 유전자를 지닌 생물체가 급속히 퍼져나갈 수 있게 만드는 것을 말한다.

다. 말라리아 모기의 무시무시한 천적이 바로 한국산 미꾸라지라는 것
이다. 말라리아를 예방하기 위해 한국 자연산 미꾸라지 보호운동이라도
벌여야 하지 않을까 싶다.

2. 뎅기열

뎅기열이란?

웨스트나일바이러스 외에도 모기가 옮기는 전염병은 많다. 모기로 인한
질병 중 생각보다 피해가 큰 전염병이 뎅기열Dengue fever이다. "절대로 핫
팬츠를 입지 말라!" 아니? 이게 웬 생뚱맞은 소리야 할지 모르겠다. 그러
나 2010년 10월 5일 태국 TV에서는 한국 걸그룹 따라하기 열풍을 보
도한 적이 있다. 이때 태국 정부는 한국 걸그룹이 입고 춤을 추는 핫팬츠
를 입지 말도록 권고했다. 태국 여성들이 한국 걸그룹을 따라서 핫팬츠
를 입을까 봐 걱정했던 것이다. 당시 태국은 뎅기열이 만연하고 있었다.
핫팬츠를 입을 경우 뎅기열이 걸릴 확률이 높기 때문에 부득이 이런 조
치를 취했다고 한다. 이런 조치를 취할 만큼 당시 태국은 뎅기열로 인한
신드롬에 빠져 있었다. 도대체 뎅기열은 무엇인가?

　뎅기열은 모기가 매개하는 뎅기열바이러스dengue virus에 의해 발병하는
전염병이다. 강한 통증을 동반하기에 영어로는 뼈를 부수는 열병break bone
fever이라고도 부른다. 뎅기열은 모기가 전파하는데, 뎅기열바이러스를 가
지고 있는 모기는 이집트숲모기다. 이 모기가 동남아시아 지역에서 토
착화되었다. 그 이후 전 세계의 열대·아열대 지방에 널리 퍼졌는데, 지
금은 말라리아와 함께 대표적인 열대병이 되었다. 뎅기열에 감염되면
4~7일 정도의 잠복기를 거쳐 고열과 함께 강한 두통, 근육통, 관절통에

시달리게 된다. 이후 열이 떨어지면서 온몸에 피부발진, 림프절비대 등이, 그리고 모세혈관 출혈로 코와 잇몸에 출혈이 발생한다. 말라리아나 황열에 비해 사망률은 훨씬 낮지만, 심한 형태인 뎅기쇼크증후군의 경우 사망률은 급증한다. 특별한 예방주사나 치료제는 없으며, 치사율은 0.01~0.03% 정도다. 매년 발생하는 뎅기열 환자 5,000만 명 중 약 50만 명이 입원하고 있고, 이들 중 대다수가 어린아이들이다. 진통제를 복용하고 충분한 수분을 섭취하며 휴식을 취하면 대부분 회복되지만, 매년 1만 2,000명 이상이 사망한다.

뎅기열을 가져오는 이집트숲모기는 습기가 높은 곳에서 번식한다. 예를 들어 빗물집수기, 더러운 습지, 낡은 타이어 등에 고인 물에서 번식한다. 더럽고 불결하며 오염된 물일수록 번식력이 강하다. 그러다 보니 열대 및 아열대 지방의 도시 빈민가에서 가장 많이 나타나는 전염병이다. 대표적인 예로 브라질의 대표적인 빈민가인 파벨라Favela는 폭우가 내릴 때마다 각종 전염병이 창궐하는데 뎅기열도 한몫한다. 그러나 위생상태가 좋다고 마음을 놓아서는 안 된다. 열대 지방 중에서도 위생시설이 잘 갖추어져 말라리아가 거의 퇴치된 싱가포르나 오스트레일리아 북부에서도 뎅기열은 발생하기 때문이다. 그러나 말라리아가 유행하는 온대 지방에서는 뎅기열이 거의 나타나지 않는데, 이것은 이집트숲모기의 생육 조건이 날씨와 연관이 있기 때문이다.

뎅기열과 기후변화

뎅기열은 최근 열대지방 각지에서 주기적으로 유행하고 있다. 위생시설이 잘 갖춰진 싱가포르에서도 매년 수천 명이 감염되고 있다. 2005년에는 1만 3,000명 이상이 감염되고 19명이 사망하는 등 사회적 문제가 되기도 했다. 현재 전 세계에서 뎅기열 감염 가능성이 높은 지역에 거주하는 인구만 15억~25억 명에 달한다. 한 연구보고서[113]에 따르면, "인구증가, 급속한 도시화, 효과적인 모기구제 방법의 부재, 국가 간 새로운 뎅기열바이러스의 변형과 아형의 변화 등이 유행에 관련되어 있다. 폭스Focks 등은 기온은 모기 유충 성장률, 성충 생존율, 매개체의 크기, 그리고 매개체 모기 내에서 바이러스의 생활사에도 영향을 미친다고 했다. 뎅기열은 주로 북위 25도에서 남위 25도 사이에서 전파가 잘 일어나는데, 제튼Jetten과 폭스Focks(1997), 마튼스Martens(1997), 파츠Patz(1998) 등은 2100년까지 지구 온도가 2℃ 상승한다고 가정했을 때, 뎅기열 발생 가능성이 있는 위도와 고도가 증가하고, 온대 지방에서 전파 가능 계절의 기간이 증가하는 것으로 보고하고 있다"고 나와 있다. 그런데 문제는 2℃ 상승하는 데 그치지 않을 것이라는 데 있다. 유엔 IPCC(정부간기후변화위원회)는 세기말까지 전 지구적으로 4.6℃ 상승하는 것으로 예상하고 있다. 최근 아프리카, 지중해 동부, 동남아시아, 태평양 서부 등 곳곳에서 뎅기열 환자가 늘어나고 있다. 가장 빠르게 확산되는 곳은 아메리카 대륙의 서반구 전역의 열대 지방과 아열대 지방이다. 2010년에 브라질은 78만 8,800명의 환자가 발생했고 2,000여 명이 사망했다. 콜롬비아에서 12만 명, 베네수엘라에서 9만 5,000명의 환자가 발생하는 등, 다른 지역보다 뎅기열 환자의 증가가 두드러지고 있다. 사실 예전에는 이들 지역에서도 가장 덥고 습한 달에만 발병했다. 그러나 이제는 연중 내

---

113 "기후변화에 의한 전염병 발생 영향 통합관리체계 구축", 순천향대학교, 2006.

내 뎅기열이 발생하고 있다. 문제는 앞으로 지구온난화로 인해 모기의 서식지와 서식 기간이 늘어나게 되면서 뎅기열 감염 위험도 더욱 높아질 것이라는 데 있다. 우리나라의 경우 환자가 2015년에는 255명이었는데, 2016년에는 319명으로 증가했다.

뎅기열도 말라리아와 마찬가지로 고산지대로 급속히 전파되고 있다. IPCC는 지구온난화가 지속되면 이집트숲모기도 위도와 고도가 더 높은 곳으로 퍼져나갈 수 있다고 전망한다. 기후변화로 인한 따뜻한 우기나 가뭄이 길어지는 것도 모기에게는 더 많은 번식 기회가 될 수 있다. 무분별한 도시화와 인구 이동, 모기 통제의 실패도 모기에게는 좋은 기회가 된다. 그래서 IPCC는 지구온난화로 인해 뎅기열이 확산될 가능성이 상당히 높다고 전망하는 것이다. 여기에서 가능성이 높다는 것은 가능성이 90% 이상이라는 것으로, 말라리아 발생 가능성인 95%보다는 낮다. 그러나 매년 2,000만 명 이상이 감염되는 주혈흡충증과, 흑파리를 통해 1,750만 명 이상이 감염되는 사상충증Filariasis[114]과 발생 가능성이 비슷하다. 즉, 뎅기열 발생 가능성이 매우 높아질 것이라는 우울한 전망이다. 예방 방법은 말라리아와 같다.

3. 리슈마니아증

리슈마니아증이란?

모기가 전염시키는 전염병 중에 황열, 말라리아, 뎅기열 등은 우리가 잘

---

114 사상충증은 열대, 아열대에 많은 기생충 질환으로 필라리아(filaria)에 의해서 일어난다. 모기가 매개하는 것으로 잠복기는 수개월에서 1년이다. 림프관염이 주체로 발진, 관절통, 발열, 정소통도 나타난다.

알고 있는 전염병이다. 그런데 최근 리슈마니아증^{Leishmania}이라는 질병이 발생하고 있는데, 도대체 리슈마니아증은 어떤 질병인가? 리슈마니아증은 2~3μm 크기의 리슈만편모충이 살 속으로 들어가 세포질 안에서 분열과 증식을 반복하며 피부를 갉아먹는 병이다. 상처는 아물지 않고 괴사된다. 이 병은 최근 시리아 등 중동 지역에서 창궐하고 있다. 그래서 시리아 도시의 이름을 따서 '알레포^{Aleppo}의 악마'라는 별명이 붙었다.

리슈마니아증은 겨모기에 감염된 기생충의 숙주^{promatigote}가 겨모기의 흡혈로 포유동물 피부 내로 침입해서 생긴다. 이 병은 파동편모충과[115] 중에서 사람 등 포유동물에서 무편모 시기의 무편모충체^{amastigote}[116]가 세포 내에 기생하면서 발병한다. 리슈마니아증은 원래 미국 오클라호마^{Oklahoma}의 풍토병이었으나, 현재는 전 세계적 분포를 보이고 있다. 중간 숙주가 겨모기인데, 대식세포에 기생하고 잠복기는 한 달에서부터 몇 년까지 다양하다. 세계보건기구에 의하면 현재 1,000~1,500만 명이 감염되어 있는 것으로 추정된다. 주요 증상으로는 각막의 궤양으로 인한 각막부종, 혼탁이 나타나며, 구강점막의 궤양 외에 머리, 얼굴, 귀, 턱, 코의 종창腫脹 등이 나타난다. 피부홍반과 황달 증세가 동반되기도 한다. 우리나라에서도 감염 보고가 있지만, 실제 리슈마니아원충이 우리나라에 토착적으로 분포하지는 않았다. 질병관리본부에 의하면, 외국에서 감염되어 귀국 후 발병하는 사례가 있다.

리슈마니아증은 크게 2가지로 구분된다. 내장형과 피부형이다. 내장

---

115 단일 편모, 단일 핵, 단일 운동핵을 가진 편모충의 집단.

116 어떤 종류의 주혈편모충(住血鞭毛蟲)의 성장 과정에서의 무편모(無鞭毛)의 세포 내 형태학적인 단계로서 리슈마니아(Leishmania)의 전형적인 성숙형과 비슷하다.

형은 아시아, 중동, 지중해, 아프리카 등지에서 유행한다. 반면, 피부형은 구세계형과 신세계형으로 나뉘어서 유행한다. 구세계형은 아시아, 아프리카, 지중해에서, 신세계형은 남미에서 발견된다.

내장형 리슈마니아증은 비장, 간장, 골수, 림프선에서 발생하는데, 내장 조직 속에 들어가 계속 분열·증식한다. 비장의 울혈 및 종대와 간중대 등의 증상이 나타나고 골수 침범으로 빈혈이 오기도 한다. 림프선 종대, 신장의 혼탁종창 등이 나타나기도 한다. 질병이 진행되면 이런 증상 외에 백혈구 감소증 등을 동반한 빈혈, 폐렴, 패혈증 등으로 발전하기도 한다. 이럴 경우 70~80%의 사망률을 보인다.

두 번째 피부형 리슈마니아증은 주로 피부의 대식세포에 기생해 발생한다. 구세계형은 주로 피부의 노출부에 결절이나 피부궤양을 만든다. 구세계형은 통상적으로 방치해도 자연치유가 된다. 그러나 신세계형은 팔과 다리 및 안면에 궤양 등을 형성하거나 귓바퀴에 병변을 만든다. 병이 생기는 장소는 얼굴이나 손발같이 주로 노출된 피부다. 때로는 인두, 비점막 등 노출되지 않은 부위에도 증상이 나타나기도 한다. 내장형과는 달리 피부형 리슈마니아증은 수주 혹은 수개월 사이에 소실되는 것이 보통이다.

리슈마니아증의 감염과 예방

인도에서는 1977년에 7만~10만 명의 환자 발생하여 이 중 4,000명이 죽기도 했다. 이란의 유행 지역에서는 주민의 70%가, 이라크 바그다드Baghdad 주민의 대부분은 피부형 리슈마니아증 흔적을 갖고 있다고 한다. 세계보건기구는 약 3억 5,000만 명이 리슈마니아증 위험지역에 살고 있다고 보고했다. 피부형 리슈마니아증은 연간 100만~150만 명이 발생하는 것으로 추정되고, 위험한 내장형 리슈마니아증은 50만 명이 발생한다고 한다. 무서운 일이다. 그런데 최근에 시리아 내전으로 질병이 확산되고 있다. IS^{Islamic State}(이슬람국가)의 점령과 내전의 지속으로 공공보건체계가 무너지면서 시리아에 이 병이 창궐하기 시작했다. 특히 IS는 사람들을 학살하고 시신을 길거리에 방치해 이 병을 확산시켰다. 문제는 난민을 받아들인 중동 주변국에서도 감염자가 늘어났다는 것이다. 레바논에서는 2013년 환자가 1,033명으로 12년 새 6배 급증했고, 터키와 요르단에서도 수백 건의 발병 사례가 보도되었다. 예멘에서는 매년 1만여 명의 새로운 환자가 나와 인근 사우디아라비아에까지 질병을 옮기고 있고, 리비아에도 환자가 급증하는 추세다. 영국 리버풀 열대의학대학^{School of Tropical Medicine}의 왈리드 알–살렘^{Waleed al-Salem} 박사는 "이 병은 시리아에서 급격히 퍼지고 있을 뿐 아니라 이라크, 레바논, 터키, 그리고 난민이 들어오는 남부 유럽까지 확산되고 있다. 문제는 누구도 정확히 감염자 수를 세어보지 않아 여전히 과소평가되고 있다는 것"이라고 주장하고 있다.

그런데 리슈마니아증도 기후와 사람의 면역력에 크게 영향을 받는다. 1990년대에도 인도, 방글라데시, 수단, 브라질 등지에서 크게 유행한 것은 당시 이 지역의 기후가 겨모기나 모래파리의 번식 증가에 좋은 기후였기 때문이다. 또 병에 걸린 많은 사람들이 내란이나 가뭄으로 인한 기근으로 영양실조에 걸렸던 사람들이었다.[117] 이 질병의 예후는 나쁜 편

---

[117] 질병관리본부 홈페이지(http://www.cdc.go.kr)

244 — 기후와 날씨, 건강 토크 토크

이다. 세포 내 기생하는 원충류는 치료가 어렵기 때문이다. 그래서 의사들은 보호자들에게 "이 원충은 인수공통질병이라는 것, 이 원충은 제거되지 않고 일생 동안 존재할 수 있으므로 꾸준한 치료가 필요하다"고 조언한다.

사람을 살리는 날씨 ❶
기후와 날씨를 이용한 치료 요법

최근 기후의 특성을 이용하여 질병을 치료하는 클라이미트 세라피climate therapy(기후치료)가 뜨고 있다. 현대 의학으로 고치기 힘든 질병에 기후치료가 효과가 있기 때문일 것이다. 산에 가서 치료하는 방법을 '산기후 요법'이라고 한다. 산 기후는 해발 고도가 400미터 이상 되는 곳의 기후를 말한다. 산 기후는 기압과 산소분압이 낮다. 이럴 경우 피 속의 산소포화도가 적어진다. 그러면 몸은 스스로 적절한 산소를 공급하기 위한 일을 시작한다. 호흡수가 적어지고 폐활량이 늘어난다. 맥박이 빨라지고 심장에서 내보내는 피의 양이 늘어나고 혈압도 약간 높아진다. 뇌와 심장은 핏줄이 넓어지면서 피가 많이 공급된다. 내부 장기와 근육의 핏줄은 좁아지고 피가 적게 공급된다. 이렇게 신체가 변화하면서 온몸에 도는 피 양이 많아지고 적혈구 수와 혈색소 양도 상대적으로 늘어나게 된다. 높은 산지대에 오래 머물러 있으면 비정상적이었던 호흡수도, 맥박수도, 혈압도 정상으로 되고 새로운 모세혈관들이 더 생긴다. 산기후요법(저기압 치료)이 효과가 있는 질병으로는 빈혈, 심장신경증, 고혈압, 당뇨, 호흡기계통의 만성 염증, 기관지천식, 비만증, 근육 류마티스 등이다.

이와 반대로 낮은 곳에 내려가서 기압이 높아지는 방법을 이용하는 치료법인 고기압 치료도 있다. 고기압 치료의 원리는 일반적으로 2기압이 상승했을 때 사람은 평상시보다 15배가량 더 많은 산소를 흡수할 수 있다는 사실에서 출발한다. 예를 들어보겠다. 이스라엘의 사해는 평균 해수면보다 400미터가량 낮은 곳에 위치한다. 평균 대기압이 1,050~1,066헥토파스칼^{hPa}로 고기압이다. 고기압 치료를 통해 폐기종과 만성적인 기관지염을 치료할 수가 있다. 통계에 의하면, 놀랍게도 치료확률이 50% 이상 된다고 한다. 이스라엘 피부의학회$^{Israeli\ Association\ for\ Dermatology}$는 사해 치료에 대해 방침을 만들어 시행한다. 이 치료법은 일반적으로 질병 관리를 위한 치료 목적으로 이용한다. 이 지역의 천연 기후와 지형 자원을 활용함으로써 치료하는 방식이다. 사해 기후 요법을 통해 얻게 되는 의료적 결과는 방사선 또는 화학 치료의 결과와 동일하지만 부작용이 발생하지 않는 특징이 있다고 한다. 미래의 기후변화는 자연의 기후와 날씨를 이용한 면역증강 방법으로 더 많은 사람들이 몰리게 만들 것이다.

Chapter 15

미래에 무기로 사용될 가능성이 높은 전염병

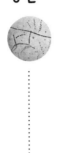

1. 페스트

페스트는 가장 무서운 전염병

기온이 상승하면서 창궐하는 전염병 중에 페스트^{Plague}(흑사병^{黑死病})가 있다. 페스트는 설치류에 기생하는 벼룩에 의해 전염된다. 인류의 문명에 가장 많은 영향을 준 전염병이 흑사병이라 불리는 페스트다. 기원전 5세기에 아테네를 강타한 페스트는 아테네 문명이 몰락하는 데 일조한다. 이어 기원후 2세기 중동에서 전파되어온 페스트로 로마 인구의 3분의 1이 죽으면서 로마가 쇠락하는 결정적인 계기가 된다. 540년경 아프리카에서 전파된 페스트가 콘스탄티노플에 전파되면서 동로마 제국은 몰락의 길을 걸었다. 8세기 중반까지 5,000만 명이 죽었다. 당시에는 이 전염병이 유스티니아누스 역병으로 불렸으나, 나중에 이 유스티니아누스 역병이 페스트였음이 밝혀졌다.¹¹⁸ 14세기에 페스트가 다시 전 세계를 강타했다. 1332~1333년의 중국의 하천 범람과 그에 따른 페스트로 700만 명이 죽었다. 많은 지역이 황폐화되었고 수많은 취락이 파괴되었다. 1400년까지 중국 인구 절반인 6,500만 명이 페스트로 죽었다. 페스트는 몽골군에 의해 유럽에 전파되었다. 최악의 비극이었다. 유럽 인구의 3분의 1인 2,384만 명이 이 전염병으로 사망했다고 교황청에서 발표했을 정도였다. 가장 최근에 강력하게 발생한 사례는 1894년에 홍콩에서 발생한 페스트가 전 세계로 퍼져나가면서 1,300만 명이 사망한 사례였다. 그러다 보니 아직도 많은 나라에서 페스트를 생물학무기^{biological} ^{weapon}로 활용하려는 연구를 하고 있다.

제1부 전염병이 바꾼 문명과 역사에서 페스트가 가장 무서운 전염병이라는 사실을 서술했다. 위생상태가 개선되고 항생제가 발달하면서 많은 사람들이 페스트는 대단한 병이 아니라는 생각을 갖게 된 것 같다. 그러나 강력한 페스트가 발생했던 때의 날씨들은 매우 변동이 심하고 온난한 때였다. 그래서 미래의 기후변화에 또다시 페스트가 강력하게 발생할 가능성이 있는 것 아니냐는 의견을 가진 의학자들이 많다. 1994년에 인도에서 페스트가 발생하는 등 실제로 페스트가 완전히 근절된 것은 아니다. 그리고 무엇보다 두려운 것은 1995년에 항생제에 내성을 지닌 변종 페스트균이 마다가스카르^{Madagascar}에서 발견되었다는 점이다. 2004년에는 투르크메니스탄^{Turkmenistan}에서 페스트가 발생하기도 했다. 페스트는 아직도 진행 중이고 미래의 기후변화에 강력하게 발생할 가능성이 있는 전염병이다.

벼룩이 페스트균$^{yersinia\ pestis}$에 감염된 쥐의 피를 빨아먹으면 페스트균

---

118 유스티니아누스 역병의 원인이 페스트균이라는 사실은 2014년 국제 공동연구팀이 유골 두부에서 DNA를 채취하면서 밝혀졌다. 연구를 주도한 미국 노던애리조나 대학교 데이비드 와그너 (David Wagner) 박사팀이 이 당시의 페스트균은 14세기 유럽에서 흑사병을 일으킨 페스트균과는 다르다고 밝혔다. 페스트도 서로 다른 변종이 많다는 이야기다.

에 감염된다. 이 벼룩에 사람이 물리면 페스트균에 감염되는데, 크게 3가지 감염 형태로 나타난다. 첫 번째, 가래톳 페스트다. 일반적으로 2~6일의 잠복기 이후, 오한, 38도 이상의 고열, 근육통, 관절통, 두통 등의 증상이 나타난다. 이러한 증상이 발생한 후 24시간 이내에 신체 부위의 국소 림프절 부위에서 통증이 나타난다. 겨드랑이의 통증 때문에 만지거나 걷는 등의 동작을 잘 하지 못한다. 피부가 붉게 부어오르기도 한다. 치료를 하지 않는 경우에는 병이 급속히 진행되고, 심하면 사망에 이를 수도 있다. 두 번째, 패혈증성 페스트다. 20% 정도의 환자에게서 일차성 패혈증이 발생한다. 출혈성 반점, 상처 부위의 출혈 등이 나타날 수 있고, 급성 호흡부전 증후군이 동반되기도 한다. 세 번째, 폐렴성 페스트다. 페스트의 주요 형태 중 가장 생명에 치명적이며 약 5% 정도의 환자에게서 발생한다. 잠복기는 대개 3~5일이고 급작스럽게 발생하는 오한, 발열, 두통, 전신 무력감의 증상을 동반한다. 빠른 호흡, 호흡 곤란, 기침, 가래, 흉통 등의 호흡기 증상이 발생한다. 질병 이틀째부터는 객혈 증상, 호흡부전, 심혈관계부전, 허탈 등의 증상이 나타나기도 한다.

페스트와 기후변화

그렇다면 페스트는 미래 기후변화에 많은 영향을 받을까? 순천향대학교에서 연구한 "기후변화에 의한 전염병 발생 영향 통합관리체계 구축"에 따르면, 페스트는 설치류 개체수와 강우 형태와 상관성이 높다고 한다. 페스트를 옮기는 설치류가 번성할 수 있는 조건에 강수량이 많은 영향을 미친다는 것이다. 기후변화로 강수량이 증가해 습기가 많아지면 페스트가 창궐할 가능성이 증가한다는 연구 결과도 있다. 저명 학술지《미국국립과학원회보PNAS》에 실린 중국과 노르웨이 과학자들의 논문에 나온다. 연구진은 1850년부터 1964년까지의 기간을 대상으로 기후변화와 전염병 발병의 관계에 대해 조사를 실시하여 이 기간에만 약 160만 명이 전염병에 걸린 것으로 추정했다. 중국 전역에서 120개 지역을 선별해 500년 이상 기간을 대상으로 강수량과 전염병 발병 데이터를 분석했다. 그 결과, 강수량과 전염병 발생 간에는 매우 밀접한 관계가 있다는 것이 밝혀졌다. 강수량이 증가할수록 중국 남부에서는 전염병 발병이 감소했다. 그러나 중국 북부에서는 발병률이 증가하는 경향을 보였다. 연구자들은 건조지대인 중국 북부 지역에서는 강수량이 증가할수록 전염병도 늘어나는 양의 관계가 있음을 밝혀냈다. 비가 많이 오면 식물이 더 번성하게 된다. 그러면 설치류의 먹이가 증가한다. 그러면 페스트균을 전파하는 벼룩의 개체수도 늘어난다. 그러나 평소 비가 많이 내려 습한 기후를 보이는 중국 남부에서는 정반대의 현상이 관찰되었다. 이지역에서는 비가 많이 올수록 전염병 발병률이 감소했다. 비가 많이 오는 지역에 더 많은 비가 내리게 되면 오히려 설치류가 감소하기 때문인 것으로 판단된다. 기후변화로 인해 온난해지면 설치류의 이동이 활발해지고, 이들에 의한 페스트 발생 가능성은 더 높아진다. 미래 기후에서 가장 큰 영향으로 예상되는 기온 상승과 강수량 증가는 페스트 전염병 발생 가능성을 매우 높일 수 있다는 것이다. 우리가 페스트에 관심을 가져야 하는 것은 바로 이 때문이다.

물론 페스트가 발생한다고 해서 14세기처럼 전 세계를 강타할 가능성은 낮다. 따라서 공황상태에 빠질 필요는 없다. 오늘날에는 과거보다 항생제 등 방어수단이 비교할 수 없을 정도로 발달했기 때문이다. 그래도

방심은 금물이다. 항생제에 대한 페스트균의 내성이 강해지고 있고 변종 페스트균이 발생할 가능성도 있으니까 말이다. 경계심을 늦추게 되면 예기치 못한 사태를 맞이할 수도 있다.

흥미로운 것은 일부 학자들이 조류독감을 옮기는 조류가 페스트도 옮길 수 있다는 연구를 발표하고 있다는 점이다. 페스트와 확산 경로에 대해 연구하는 닐스 스텐세스$^{Neils\ Stenses}$ 박사는 요즘 아시아발發 조류인플루엔자^{AI}를 옮기는 철새들 역시 페스트 박테리아를 근원지인 중앙아시아로부터 서쪽으로 퍼뜨릴 수 있다고 주장한다. 스텐세스 박사는 "습하고 따뜻한 날씨란 평상시보다 더 많은 박테리아가 있을 수 있고 박테리아가 인간에게 옮을 가능성이 더 높다는 것을 의미한다"고 말했다. 유럽연합^{EU}의 재정 후원을 받고 있는 스텐세스 박사의 연구팀은 카자흐스탄에 대한 옛 소련 시절 자료를 분석한 결과 온화한 날씨와 페스트 발병 간의 연관성을 발견했다고 밝혔다. 그는 전염성이 높고 공격적이며 돌연변이를 하는 '예르시니아 페스티스$^{Yersinia\ pestis}$' 세균에 의해 발병하는 페스트는 카자흐스탄이나 중앙아시아 국가들에서 주기적으로 발생하며, 쥐나 새의 등이나 옷에 있는 벼룩에 의해 수세기 동안 지구 전체로 퍼졌다고 설명했다. 스텐세스 박사는 우리가 미래에 있을 것으로 예측하는 온화하고 습한 기상 조건이 페스트가 창궐했던 14세기에도 있었다고 말한다. 그의 연구에서는 매우 많은 조류들이 벼룩을 운반함으로써 한 지역에서 다른 지역으로, 한 설치동물에서 다른 설치동물로, 박테리아를 확산시키고 있음을 밝혀냈다. 단, 가금류을 전염시켜 죽게 하는 조류인플루엔자와는 달리 페스트를 퍼뜨리는 벼룩은 자신을 이동시키는 조류에게는 해를 끼치지 않는다고 한다. 그의 주장처럼 조류가 페스트도 전파

한다면 급증하고 있는 조류독감에 못지않은 조류페스트가 발생할 가능성이 있다는 말이다. 해답은 없다. 우리가 새로운 변종 페스트를 만나지 않기 위해서는 기후변화를 늦추거나 없애는 방법밖에 없는 것 같다.

2. 발진열과 탄저병

발진열과 기후변화

쥐벼룩을 통해 전염되는 대표적인 질병이 페스트라면 최근 발병하고 있는 발진열Rickettsia.typhi도 쥐벼룩을 통해 전염되는 전염병이라고 볼 수가 있다. 발진티푸스와 유사하기는 하지만 다른 전염병이다. 이 전염병도 많은 나라에서 생물학무기로 개발하고 있다고 한다. 발진티푸스에 대해서는 제1부에서 자세히 소개했기 때문에 여기에서는 발진열에 대해 언급하도록 하겠다.

발진열은 리케치아균이 섞인 벼룩의 분변이 병변을 오염시켜 감염된다. 벼룩이 무는 과정에서도 균이 전파될 수 있다. 또한 벼룩 분변이 호흡기로 들어가서 감염을 일으키기도 한다. 증상으로는 초기에 오심과 두통이 발생한다. 두통, 근육통, 관절통 등의 증상 후에 발열, 오한, 발진이 생긴다. 이후 반점 모양의 발진이 겨드랑이나 팔의 안쪽에 생긴다. 폐 침범이 동반되며, 복통과 황달이 나타날 수도 있다. 대부분의 환자들이 벼룩에 물린 것이나 분변 노출에 대한 기억을 잘 하지 못해 환자 말로는 판단하기 어렵다. 따라서 전형적인 임상 양상을 통해 감염을 판단하게 된다. 입원 치료를 하며, 입원 환자의 10%는 중환자실을 이용하게 되고, 통상 치사율은 1% 정도다. 노약자들은 호흡부전, 토혈, 뇌출혈의 합병증이 나타나기도 한다. 동물이나 매개체에 의해 전염되는 질병을 막기 위한 가장 좋은 방법은 동물이나 매개체와 마주치지 않는 것이다. 원론적인 이야기지만 최선의 예방 방법은 리케치아균에 감염된 벼룩에 물리지 않도록 주의하는 것이다. 우리나라의 경우 2015년에 감염자가 15명이었는데, 2016년에는 20명으로 늘어났다.

발진티푸스가 발병했던 시기를 보면 기온변화와 함께 다습했던 시기였다. 미래의 기후변화가 나아가는 방향과 닮았다. 그렇다면 발진열을 일으키는 리케치아균이나 벼룩의 생장 조건은 지금보다 더 좋아질 것이다. 다른 바이러스처럼 변종이 발생할 경우에 대비하는 것도 필요하다.

탄저병과 기후변화

한때 유명했던 전염병이 있다. 탄저병Anthrax이다. 일본의 옴진리교에서도 탄저균을 이용해 지하철에서 테러를 하려고 하면서 세계인들의 주목을 받았다. 9·11 테러 이후 미국에서는 우편 테러에 이용되었다. 많은 나라들이 은밀하게 생물학무기로 보유하고 있는 것으로 알려져 있기도 하다. 왜 이렇게 테러 단체나 각국이 탄저병에 관심을 가지는 것일까?

탄저병을 일으키는 탄저균은 대표적인 생물학무기로 알려져 있다. 탄저균의 공식 명칭은 바실루스 안트라시스Bacillus anthracis로, 흙 속에 서식하는 세균이다. 이 세균은 환경에 적응을 잘 하는 것으로 유명하다. 환경조건이 나쁘면 포자를 만들어서 건조 상태로 10년 이상 버틴다. 그러다가 조건이 좋아지면 활동을 시작한다. 아주 끈질긴 생명력을 가진 세균이라 할 수 있다.

탄저병은 탄저균의 포자를 섭취해야 발병한다. 주로 소, 양 등의 초식동물에게 발생한다. 사람에게는 발생빈도가 낮은 편이다. 감염 경로는 주로 동물의 배설물이나 사체를 통해서 이루어진다. 피부에 노출되었을 경우에는 가려움증, 부스럼, 수포, 농포 순으로 진행된다. 드물게 호흡기 감염이 오는 경우 감기나 폐렴 같은 호흡기 증상이 나타난다. 치료하지 않거나 합병증이 올 경우 피부 탄저병의 경우 패혈증과 뇌수막염이 발생할 수 있으며, 폐 탄저병의 경우 단시간 내에 호흡부전 및 쇼크로 빠르게 진행하여 사망할 수 있다. 환경에 적응을 잘 하는 세균으로 소독제 등에도 저항성이 강하다. 따라서 탄저균에 오염된 것은 모두 소각하는 것이 좋다.

전쟁사를 보면 탄저균을 무기로 사용한 경우가 꽤 있다. 제1차 세계대전에서 독일은 연합군의 가축을 몰살시키려는 목적으로 실전에 이용했다. 물론 당시에는 큰 효과를 보지 못했다. 제2차 세계대전 당시에는 미국, 일본, 독일, 소련, 영국 등이 탄저균을 생물학무기로 개발했다. 만주에 있던 일본 731부대의 잔인한 인체 실험으로도 유명하다.

그런데 최근 기후변화로 인해 탄저병이 다시 나타나고 있다. 이상고온으로 영구동토층에 묻혀 있던 시체가 해동되면서 탄저병이 발생[119]한 것이다. 북극권에 속하는 러시아 중북부 야말로네네츠Yamalo-Nenets 자치구에서 75년 만에 탄저병이 발생했다고 BBC 등이 2016년 8월 1일에 보도했다. 이 지역 유목민 8명이 탄저병 확진을 받았으며, 12세 소년 1명이 사망했다. 또 의심 증세를 보인 90명은 병원에 입원해 검사를 받고 있다고 BBC는 전했다. 탄저균에 감염된 2,300여 마리 이상의 순록도 죽

---

[119] 알렉세이 코코린(Alexei Kokorin) 세계자연기금(WWF) 러시아 기후·에너지 프로그램 대표는 "최근 몇 달간 야말로네네츠 자치구 일부 지역 기온이 35℃에 이르는 등 예전에는 볼 수 없었던 이상고온 현상이 나타났다"고 전했다. 탄저균은 얼어붙은 사람이나 동물의 시체에서 수백 년 동안 생존할 수 있다고 한다.

었다. 자치구 당국은 발병 지역 주민 63명을 다른 지역으로 이주시켰다. 러시아 정부도 생화학전 훈련을 받은 군 요원들을 급파했다. 탄저균은 치사율이 높아 생물학무기로 사용되기 때문이다.

2015년 12월에는 주한미군이 탄저균과 페스트균을 반입했던 것으로 확인되면서 많은 국민이 의구심을 가진 적이 있다. 주한미군은 2015년까지 16차례나 한반도로 탄저균을 반입했다. 그러나 우리나라에 통보하지 않으면서 큰 문제가 되었는데, 이 역시 미래 전쟁에 생물학무기로 사용하려 하는 것 아닌가 하는 의혹을 불러일으켰다.

왜 과거나 현재에서도 탄저병은 생물학무기로 각광을 받을까? 탄저병에 걸렸을 때 하루 안에 항생제를 다량 복용하지 않으면 80% 이상이 사망할 정도로 살상능력이 뛰어나기 때문이다. 역사적인 전염병의 사망률보다 무척 높다. 탄저균 100킬로그램을 대도시 상공 위에서 살포하면 100~300만 명을 죽일 수 있을 정도다. 이것은 1메가톤[120]의 수소폭탄이 터질 때 죽는 사람의 수와 맞먹는다.

3. 보툴리눔 독소, 야토병, Q열, 레지오넬라

보툴리눔 독소

생물학무기로 탄저균에 못지않은 세균이 있다. 보툴리눔 독소Botulinum toxin다. 보툴리눔 독소는 사람에게 매우 치명적인 맹독이다. 그러나 고故 노무현 대통령이 맞아 유명해진 '보톡스Botox'라는 이름의 주름살 치료제로도 사용된다. 아주 적은 양을 적절히 사용하면 여러 질병의 치료제로

---

120 질량의 단위인 톤(단위 기호는 t)의 배량단위. 1메가톤은 100만 톤과 같으며 기호는 Mt이다. 국제단위계(SI)에서는 테라그램(Tg)이라고 한다.

사용이 가능하다. 도대체 두 얼굴을 가진 보툴리눔 독소는 무엇인가?

보툴리눔 독소는 탄저균의 몇 만 배의 위력을 가지고 있다. 이 독소는 멸균이 되지 않는 깡통 내용물이나 상한 음식물에 클로스트리디움 보툴리눔Clostridium botulinum이 발육함으로써 생성되는 신경독이다. 감염되면 식중독, 구토, 시각장애, 운동장애 등이 나타난다. 잠복기는 12~72시간이며, 이후 신경전달물질인 '아세틸콜린acetylcholine'의 분비를 막아 근육마비를 가져온다. 이 독소 1그램이면 200만 명을 치사시킬 수 있다고 한다. 보툴리눔 독소는 아주 적은 양으로도 치명적이다. 그렇기 때문에 공중 살포 외에도 식수원에 투입할 경우 그 피해는 상상할 수 없을 정도로 클 것으로 예상된다. 많은 나라는 독소를 중화하여 해독할 수 있는 항체를 만들기 위해 애를 쓰고 있다. 그러나 보툴리눔 독소에는 변종들이 많이 있어 항체 생산은 불가능하다는 전문가들의 의견도 있다.

2016년 10월 19일 충북 옥천군 기러기농장에서 집단폐사가 있었다. 농림축산검역본부가 사료를 채취해 감정한 결과, 기러기 사체에서 나온 구더기에서 보툴리눔 독소가 검출되었다고 밝혔다. 이 독소로 인해 식용 기러기 2,000여 마리가 폐사되었다. 누군가 사료에 보툴리눔을 넣었거나 자연적인 보툴리눔이 발생했을 가능성을 두고 경찰이 조사했다. 보툴리눔은 토양 속에 서식하며 여름철(7~9월) 흙 속의 산소 농도가 낮아지고 기온이 상승하면 증식해 독소를 내뿜는 특성을 보인다.

야토병

탄저병나 보툴리눔 독소에 비해 세기는 약하지만 역시 엄청난 위력을 가지고 있는 질병이 있다. 바로 야토병Tularemia이다. 이름도 희한한 질병인데 도대체 어떤 질병인가? 야토병을 불러일으키는 세균은 프란시셀라 툴라렌시스Francisella tularensis는 호기성 세균이다. 야토병(또는 토끼열)이라는 이름은 야생토끼를 접했을 때 증상이 나타나서 명명되었다. 야토병은 쥐나 다람쥐 등의 설치류나 여기에 기생하는 벼룩에 의해 전염된다. 최장 잠복기는 14일이며 이후 오한, 발열, 두통, 근육통 등의 증상이 나타나고, 피부 종창과 결막염, 폐렴으로 발병한다. 면역체계가 약한 사람은 사망에 이를 정도로 사망률도 높은 질병이다.

1942년 소련에서 최초로 생물학무기로 이용한 것으로 추정된다. 1950년부터 1960년까지 미국에서 생물학무기로 개발되었다. 이 균은 감염성이 높고 대기 중에 오래 머물며 생존하기 때문에 테러 시 공중분사를 이용할 것으로 예상된다. 도시에 50킬로그램을 살포하면 500만 명이 감염되고, 이 중 1만 9,000명이 사망하는 것으로 추정된다고 한다.

Q열

이외에도 우리에게 생소한 이름이 있다. Q열Q fever이다. Q열은 리케치아의 일종인 콕시엘라 브루네티Coxiella burnetii에 의해 감염되는 전염병이다. 호주에서 처음 발견되었다. 초기에는 원인 병원균이 확인되지 않아서 의문의 열병이라는 뜻의 쿼리 열Query fever이라 불렸다. 이 세균은 열과 건조한 환경에서 잘 견디는 특징이 있다. 세균에 감염된 가축의 배설물이 공중에 흩어져 부유할 때 사람에게 주로 감염된다. 2~4주의 잠복기간 후 갑자기 고열이 나타나고 두통, 근육통, 전신권태감이 동반된다. 오래 계속되면 Q열균은 혈관을 통해 조직 내부로 침입한다. 심장에서 심내막염, 폐에서 폐선유증肺線維症[121]을 일으킨다. Q열의 경우 2015년에 27

명의 발병자가 있었다. 그런데 2016년에는 110명으로 무려 4배 이상이 증가했다. 2016년의 폭염과 관련 있는 것으로 보인다.

레지오넬라

질병관리본부는 2017년 상반기 유행할 것으로 예상되는 5대 감염병을 선정했다. 이 중의 하나가 레지오넬라^{legionella}다. 레지오넬라증은 연중 내내 발생한다. 유전자검사가 건강보험에 적용된 후 신고건수가 2013년 21건에 이어 2014년 30건, 2015년 45건, 2016년 128건으로 계속 증가하는 추세다. 그런데 레지오넬라가 세상에 모습을 드러낸 것은 1976년 전미 재향군인대회 때였다. 기온이 높아 에어컨을 풀가동했다. 이 대회는 대성황을 이루면서 막을 내렸지만 2, 3일이 지나자 참가자들에게 원인불명의 병이 발생하기 시작했다. 감기와 같은 증상으로 시작해서 고열, 오한, 두통, 설사 등의 증세를 보이다가 출혈과 폐렴으로 진전된 사람이 많았다. 발병한 182명 중에서 29명이 사망하면서 연구가 시작되었다. 병을 일으킨 세균은 병원체로 확인되었는데, 재향군인을 뜻하는 레지온^{legion}에서 이름을 따와 레지오넬라로 명명되었고, 그 질병은 재향군인병^{legionnaires disease}이라고 불리게 되었다. 전염병 중에서 대회 이름을 따 붙인 것은 이것이 처음이다. 레지오넬라는 흙에 살고 있는 세균이다. 여름에는 에어컨 냉각탑의 작은 물방울 속에 들어가서 공기 중을 떠돌다가 호흡기로 감염되어 병을 일으킨다. 폐렴으로 진행되면 사망률이 15~20%에 이를 정도로 치명적이다. 모스크바의 오볼렌스크^{Obolensk} 연

---

121 폐선유증은 석면폐(asbestosis, 石綿肺), 석면, 규산의 마그네슘염 등의 분진을 흡입할 때 생기며, 폐에 만성 섬유 증식을 일으켜 폐암의 원인이 되기도 한다.

구소는 레지오넬라에 미엘린myelin이라는 단백질의 유전자를 삽입했다고 한다. 이 레지오넬라를 모르모트에 주입하자 모르모트는 뇌손상과 전신 마비가 발생하여 100% 죽었다고 한다. 이 이야기는 레지오넬라에 대한 생물학무기가 진행되고 있는 것 아니냐는 추측을 하게 만들었다.

레지오넬라는 생물학무기로 사용하려고 할 만큼 인체에 치명적이다. 미래에 전쟁에서 사용하기 위해 개발하는 나라들이 정말 두렵다는 생각이 들 정도다. 물론 이것 외에도 여기에서 언급하지 않은 바이러스들이 많다. 인류가 지혜롭게 전염병으로부터 지구촌을 지켜나가는 노력이 절실히 필요한 시점에 오히려 바이러스나 세균을 이용해 사람을 죽이려는 연구를 하는 모습을 보면서 너무하다는 생각이 드는 것은 나뿐일까? 그러나 그게 현실이라면 최악의 경우에 국민을 살릴 수 있는 노력을 우리도 해야 하지 않을까? 마지막으로 우리나라 질병관리본부에서 분류한 감염병을 소개한다.

〈표 4〉 감염병 분류(질병관리본부)

질병군	감염병
1군	콜레라, 장티푸스, 파라티푸스, 세균성 이질, 장출혈성대장균감염증, A형간염
2군	디프테리아, 백일해, 파상풍, 홍역, 유행성이하선염, 풍진, 폴리오, 일본뇌염, 수두, 급성B형간염, b형헤모필루스인플루엔자, 폐렴구균
3군	말라리아, 성홍열, 수막구균성수막염, 레지오넬라증, 비브리오패혈증, 발진티푸스, 발진열, 쯔쯔가무시증, 렙토스피라증, 브루셀라증, 탄저병, 공수병, 신증후군출혈열, 한센병, CJD/vCJD, 매독(1기), 매독(2기), 매독(선천성)
4군	페스트, 황열, 뎅기열, 신종감염병증후군, 두창, 보툴리눔독소증, 중증급성호흡기증후군, 동물인플루엔자 인체감염증, 야토병, Q열, 바이러스성출혈열, 신종인플루엔자, 웨스트나일열, 라임병, 진드기매개뇌염, 유비저, 치쿤구니아열, 중증열성혈소판감소증후군, 중동호흡기증후군(MERS), 지카바이러스감염증

사람을 살리는 날씨 ❷
날씨를 이용한 면역력 증강 방법

날씨를 이용해 면역력을 증강시키는 방법 중에 바닷가 치료가 있다. 바다의 물안개를 운반하는 해풍海風(바닷바람)은 소금 입자와 요오드 등이 가득 차 있다. 소금도 치료에 이용하는 물질이다. 육지에서 부는 바람에 비해 40배가량이나 더 많은 요오드가 함유되어 있다. 이 같은 바닷바람은 호흡기에 좋은 자극이 되고 갑상선의 균형을 유지하는 데 효과를 준다. 조수에 의해 풍겨나는 해초의 향도 호흡을 맑게 해주는 역할을 한다. 중요한 것은 바닷바람 속에 음이온[122]이 가득 차 있다는 것이다. 바닷가에 가는 것만으로도 신진대사가 활발해지고 혈액순환이 왕성해져 건강해진다는 것이다. 『동의처방대전東醫處方大全』에 보면 바닷가 기후는 신경쇠약, 신경증에 좋다고 한다. 바닷가에서 밤잠이나 낮잠을 자는 것은 잠장애가 있는 고혈압환자들에게 좋은 영향을 준다. 바닷가 기후는 기관지천식, 빈혈, 관절염, 심하지 않은 고혈압, 폐결핵, 심장병, 소화기계통 질

---

122 공기 중의 미립자가 마이너스에 대전하면 음이온이 되는데, 이것은 진정, 최면, 진통, 진맥, 혈압 강하, 피로 회복 등의 효과가 있다.

병 등에도 좋다고 한다.

　두 번째로는 숲 치료가 있다. 산림청도 숲이 피톤치드phytoncide, 음이온, 아름다운 경관, 토양, 온습도, 광선 등을 활용해 인체의 면역력을 높이고 질환을 치유하는 곳이라고 선전한다. 그런데 숲 치료에서 가장 중요한 요소는 식물이 가득한 숲에서 내뿜는 공기 중의 '피톤치드'와 '음이온'의 치유 효과다. 숲의 비타민이라 불리는 음이온은 긴장과 스트레스를 풀어 주는 역할을 한다. 도시보다 숲 속에 14~73배 정도 많기 때문에 건강에 상당히 좋다는 것이다. 세계에서 '숲의 치유적 활용'을 시작한 나라는 독일이다. 치유를 넘어 숲을 생활화하고 있다고 해도 될 정도다. 그것은 숲 치유에 의료보험 혜택을 부여하고 있기 때문이다. 의사의 처방이 있으면 숲 치유 비용이 무료다. 처방을 받지 않더라도 일부 보험 혜택을 받을 수 있다. 일본에서도 2004년 산업체 대학 연구기관과 정부 기관이 참여한 산림치료연구회를 발족시켰다. 그만큼 숲 치유를 권장하고 있다. 숲이 가진 지형과 날씨 효과가 대단하다는 거다. 우리가 건강해지는 좋은 방법 중 하나는 날씨를 이용한 친자연적인 삶을 사는 것이다. "자연은 우리를 결코 배반하지 않는다"라는 말이 있다. 날씨를 이용한 친자연적인 삶을 산다면 더욱 건강해지지 않을까 생각한다.

참고문헌

강국희,『H7N9아형 조류인플루엔자 바이러스의 인체 감염』한국과학기술정보
　　연구원, 2013.

강승일,『최초의 문명인들의 신화와 종교』한신대학교출판부, 2011.

권원태,『한반도 기후 100년 변화와 미래 전망』, 기상청, 2013.

국립기상연구소,『기후변화 이해하기2-한반도의 기후변화: 현재와 미래』, 2009.

김도균,『세계사를 뒤흔든 전쟁의 재발견』, 추수밭, 2009.

김명섭,『대서양 문명사』한길사, 2001.

김범영,『지구의 대기와 기후변화』, 학진북스, 2014.

김언주 외,『제주지역 노로바이러스의 발생 특성』, 제주특별자치도 보건환경연
　　구원, 2015.

김연옥,『기후학개론』, 정익사, 1999.

남도현,『전쟁, 그리고: 10개 키워드로 읽는 색다른 전쟁이면사』, 도서출판 플래
　　닛미디어, 2012.

남재작,『기후대란 준비 안된 사람들』, 시나리오친구들, 2013.

네이선 울프, 강주헌 역,『바이러스 폭풍』, 김영사, 2013.

다니엘 디포우,『전염병 연대기』, 신원문화사, 2006.

데이비드 B. 아구스, 김영설 역,『질병의 종말: 건강과 질병에 대한 새로운 통찰』,
　　청림라이프, 2012.

류지원 외, "레지오넬라 폐렴과 폐렴구균 폐렴 환자의 임상 양상에 대한 비교", 울산대학교, 2012.

류한성 외, "중증급성호흡기증후군(SARS) 및 중동호흡기증후군(MERS)의 중의 진료지침", 대한한방내과학회지, 2015.

대한가정의학회, 『가정의학』 4판, 의학출판사, 2015.

레이 모이니헌 외, 홍혜걸 역, 『질병판매학』, 알마, 2006.

로버트 멀케히, 강윤재 역, 『세균과의 전쟁 질병』, 지호, 2002.

마이크 데이비스, 정병선 역, 『엘니뇨와 제국주의로 본 빈곤의 역사』, 이후, 2008.

마이크 데이비스, 정병선 역, 『조류독감: 전염병의 사회적 생산』, 돌베개, 2008.

마크 제롬 월터스, 이한음 역, 『자연의 역습, 환경전염병』, 책세상, 2008.

모인필, 『가금인플루엔자 바이러스의 인체 감염 가능성』, 충북대학교 수의과대학, 2012.

백병학, 『세계와 일본의 조류인플루엔자 상황』, 한국과학기술정보연구원, 2012.

브라이언 페이건, 남경태 역, 『기후 문명의 지도를 바꾸다』, 예지, 2007.

브린 바너드, 김율희 역, 『왜, 독감은 전쟁보다 독할까: 세계사를 바꾼 전염병들』, 다른, 2011.

빌 브라이슨, 이덕환 역, 『거의 모든 것의 역사』, 까치글방, 2003.

사이먼 윈체스터, 『지구의 생명을 보다』, 휘슬러, 2005.

샤론 모알렘, 김소영 역, 『아파야 산다: 인간의 질병·진화·건강의 놀라운 삼각관계』, 김영사, 2010.

서울대학교병원, 『의학정보』

세계보건기구 유럽지사, 최병철 외 2명 역, 『위기의 지구 폭염』, 푸른길, 2007.

셸던 와츠, 『전염병과 역사: 제국은 어떻게 전염병을 유행시켰는가』, 모티브북, 2009.

소방방재청·중앙재난안전대책본부, 『재해연보 2008』, 소방방재청, 2009.

소선섭, 『대기과학』, 청문각, 2014.

수전 앨드리지, 김영 역, 『질병과 죽음에 맞선 50인의 의학 멘토』, 책숲, 2014.

슈테판 카우프만, 최강석 역, 『전염병의 위협, 두려워만 할 일인가』, 길, 2012.

스티븐 존슨, 김명남 역, 『감염지도: 대규모 전염병의 도전과 현대 도시문명의 미래』, 김영사, 2008.

시로 이기노 트레비사나토, 김회권 역,『이집트 10가지 재앙의 비밀』, 새물결 플러스, 2011.

신동원,『호환 마마 천연두: 병의 일상 개념사』, 돌베개, 2013.

실베스트르 위에, 이창희 역,『기후의 반란』, 궁리, 2002.

아노카렌, 권복규 역,『전염병의 문화사』, 사이언스북스, 2001.

앨프리드 W. 크로스비, 김서형 역,『인류 최대의 재앙, 1918년 인플루엔자: 전 세계를 강타한 살인 독감의 수수께끼』, 서해문집, 2010.

예정용, "양계산업에서의 웨스트나일열", 국립수의과학검역원, 2009.

윌리엄 H. 맥닐, 허정 역,『전염병과 인류의 역사』, 한울, 2008.

윤일희,『현대 기후학』, 시그마프레스, 2004.

이유진,『기후변화 이야기』, 살림, 2010.

이윤정, "조류인플루엔자", 국립수의과학검역원조류질병과조류인플루엔자실, 2008.

이종수 외,『신종플루 출생 비밀의 추적』, 학술정보센터, 2010.

장순근 외,『극지와 인간』, 한국해양과학기술원, 2013.

재레드 다이아몬드, 김진준 역,『총, 균, 쇠』, 문학사상사, 2013.

정회성 외,『기후변화의 이해: 정책과 경제 그리고 과학의 관점에서』, 환경과 문명, 2013.

조영근, "Meta-Analysis of Risk Factors for Contamination of Environmental Waters by Legionella", 경성대학교 생물학과, 2014.

지나 콜라타, 안정희 역,『독감』, 사이언스북스, 2003.

질병관리본부, "Developing Prevention System of Overseas Infectious Disease Based on MERS and Zika Virus Outbreak", 2016.

질병관리본부, "지카바이러스에 대한 오해와 진실", 2016.

천원수 외, "Anthracnose Caused by Colletotrichum acutatum in Robinia pseudoacacia", 안동대학교 생명자원과학과, 2013.

최석민,『초대하지 않은 손님, 전염병의 진화』, 프로네시스, 2007.

최윤정 외, "횡문근융해증에 의한 급성 신 손상이 동반된 렙토스피라증 1예", 영남대학교 의과대학 내과학교실·순천향대학교구미병원1, 2015.

칼 짐머, 이한음 역, 『바이러스 행성: 바이러스는 어떻게 인간을 지배했는가』, 위즈덤하우스, 2013.

테렌스 스티븐슨, 제효영 역, 『신종플루의 진실』, 시그마북스, 2010.

TRUDY E. BELL, 손영운 역, 『사이언스 101 기상학』, 북스힐, 2010.

팀 플래너리, 이한중 역, 『기후창조자』, 황금나침반, 2006.

폴 엡스타인·댄 퍼버, 황성원 역, 『기후가 사람을 공격한다』, 푸른숲, 2012.

한국기상학회, 『대기과학개론』, 시그마프레스, 2006.

허버트 H. 램, 김종규 역, 『기후와 역사』, 한울, 2004.

홍윤철, 『질병의 탄생: 우리는 왜, 어떻게 질병에 걸리는가』, 사이, 2014.

홍창의, 『소아과학』, 10판, 미래엔, 2012.

C. Donald Ahrens, *Essentials of Meteorology*, CengageLearning, 2008.

Felix Gad Sulman, *Health, Weather and Climate*, S. Karger, 2007.

Harold A. Winters, *Battling the Elements*, Johns Hopkins University Press, 1998.

Hee Soo Koo, *Prevalence of Noroviruses Detected from Outbreaks of Acute Gastroenteritis in Busan*, 부산광역시, 2012.

Howard C. Kunreuther, *At War with the Weather*, MITPress, 2012.

J. F. C. Fuller, *A military History of the Western World*(Vol. Ⅲ), DaCapoPress, 1988.

John E. Oliver, *The Encyclopedia of Climatology*, VanNostrandReinhold, 2015.

Robert M. Kliegman·Bonita M. D. Stanton et al., *Nelson Textbook of Pediatrics 19th ed*, Saunders, 2011.

Robin Birch, *Watching Weather*, Marshall Cavendish Children's Books, 2009.

Steven A. Ackerman·John A. Knox, *Meteorology*, ThomsonLearning, 2006.

William R. Cotton, *Human Impacts on Weather and Climate*, CambridgeUnivPr, 2007.

William James Burroughs, *Does the weather really matter?*, Cam-
bridgeUnivPr, 2005.

Won-Kang Lee et al., *The anatomy of temporal muscle in botulinum
toxin injection*, 연세대의대, 2013.

책을 닫으면서

형제는 많이 아팠다. 형님은 재수 시절 폐결핵으로 쓰러졌다. 당시 폐결
핵은 치명적인 질병이었다. 오랜 투병 후 회복되어 의대에 진학했다. 동
생도 30대에 과로로 쓰러졌다. 일에만 매달려 건강을 해쳤기 때문이다.
만성기관지염과 폐렴으로 오랜 세월 동안 투병생활을 했다. 형제의 투
병 중 어머님의 헌신적인 사랑은 말로 표현할 수 없었다. 우리 형제가 살
아난 것은 전적으로 어머님의 눈물과 사랑과 기도 때문이었다. 형제 둘
다 젊어서 죽음 직전까지 갔었기 때문일까? 건강에 대한 관심이 남다르
다. 13년 전 『날씨를 알면 건강이 보인다』라는 책을 펴냈다. 사람들이 살
아가면서 조금만 신경을 쓰면 건강하게 살 수 있겠다 싶어서다. 그리고
이번에 형제가 힘을 합쳐 이 책을 펴내게 되었다.

　형님은 연세대 의대를 졸업하고 강남 세브란스병원에서 근무한 후 고
향에서 개업을 했다. 부모님을 모시고 살아야 한다는 장남의 책임감이
아니었나 싶다. 형님 덕분에 나나 내 동생은 부담이 없었다. 의사인 형님
이 부모님을 잘 보살펴주었기 때문이다. 형님은 환갑이 훌쩍 지난 지금
도 새벽 4시면 일어나 공부를 한다. 그냥 진료를 해도 별 탈이 없을 터인
데도 말이다. "공부를 하지 않으면 새로운 질병에 대해 모르거든. 새로운

의학지식이 나를 붙드는 원동력이야." 외국의 의학저널부터 전문의학 서적까지 매일 공부하는 형님의 모습이 내게 큰 자극이 되었다. 현재 연세대 의대 외래교수이면서 가정의학과, 소아청소년과 전문의인 형님은 훌륭한 의사로도 알려져 있다. 2013년 대한의사협회에서 '훌륭한 의사상'을 받았다. 국민건강보험공단 등 여러 기관에서도 많은 감사패를 받았다. 형님은 부모를 잘 섬기는 효자다. 말기 간암이셨던 어머님을 돌아가실 때까지 모시고 간병했다. 효부이신 형수님께도 큰 감사를 드린다. 그리고 형님은 동생들에게는 정 많은 어른이다. 항상 최선을 다해 노력하고 정직하게 살기를 동생들에게 권면한다. 건강하게 오래 사셨으면 한다.

형님이 의사라면 나는 대기과학 전문가다. 연세대에서 기상학을 전공했고, 공군에서 기상부대장(예비역 공군대령)을 역임했으며, 한국기상학회 부회장을 지냈다. 현재는 날씨전문회사인 케이웨더의 예보센터장과 기후산업연구소장을 겸임하고 있다. 조선대학교 대기과학과 겸임교수로 대학원에서 대기과학을 가르치고 있고, 모교인 연세대에도 출강하고 있다. '날씨예보의 전설'로 불릴 정도로 기상분야에서는 최고의 전문가로 불린다. 18권의 저서와 함께 방송출연, 날씨 칼럼니스트로도 활동하고 있다.

이 모든 것이 우리 형제들을 사랑으로 키워주신 어머님의 은혜다. 지금은 천국에서 행복하게 살고 계실 사랑하는 우리 어머님께 다시 한 번 큰 감사를 드린다. 내 사랑하는 하나님께 영광을 돌린다.

반기성

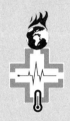

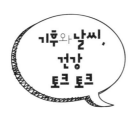

초판 1쇄 발행 2017년 5월 22일
초판 2쇄 발행 2017년 12월 13일

지은이 반기석 · 반기성
펴낸이 김세영

펴낸곳 프리스마
주소 04035 서울시 마포구 월드컵로8길 40-9 3층
전화 02-3143-3366
팩스 02-3143-3360
블로그 http://blog.naver.com/planetmedia7
이메일 webmaster@planetmedia.co.kr
출판등록 2005년 10월 4일 제313-2005-00209호

ISBN 979-11-86053-07-2 03510